# おとなの発達症のための
# 医療系支援のヒント

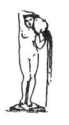

著
今村　明

# Hints for Supporters Medically Caring for Adults with Neurodevelopmental Disorders

by
Akira Imamura, M.D., Ph.D.

©2014 Seiwa Shoten Publishers

# はじめに
──医療系支援者とは──

　数年前から様々な学会で，発達症[注]のことが取り上げられることが増えてきた。特に「成人で高機能の発達症」の概念の導入により，精神科医療にパラダイムシフトとも言うべき大きな変化が起こっている。これまで，診断のわかりにくい症例に関しては，「家族歴」や「知的能力」をあらためて検討することが求められてきたが，最近では詳細に発達歴を取り直し，発達症の有無を検討することも必要であると考えられるようになってきた。また高学歴であるがその学歴に見合わないような社会的機能の低さや奇異な行動のある症例をみたときに，従来の精神科臨床ではまずは統合失調症を疑ったと思うが，現在では発達症を選択肢としてあげることも増えてきた。

　日常の精神科医療の現場でも，発達症の方と出会うことが多くなってきている。筆者は，現在勤務している病院では，数年前から「発達症担当」というような立場にあるため，他の医師よりも発達症の人を診る機会が多い。数年前から外来新患はすべて発達症疑いの方であり，当初子どもが多かった外来が徐々に成人にシフトしてきており，昨年度からとうとう新患の半分以上が成人となった。

　実際日常的に発達症とその傾向がある方と接していると，周囲から理解されないつらさ，というものが，どれほど重いものであるかということが伝わってくる。学校でも職場でも家庭でも理解してもらえず，周りからは「わがまま」「傲慢」「性格が悪い」「仕事ができない」「呑み込みが悪い」「能力が低い」など様々な低評価にさらされ，日々自己評価が下降していく。さらには精神科や心療内科，あるいは公的な専門機関でも，「障害があるが，一生治らないため，うちでは診ません」と言われたり，「自分で

はそのつもりかもしれませんが，発達症ではありません」と言われたりする。このような状況がどれだけ彼らを苦しめているか，想像に余りある。たとえ診断基準を十分満たさなくとも，その人が発達症特有の問題で苦しんでいるのであれば，それに合った支援プランを考え，実践していくことが，重要であると思う。

　この本のタイトルにある「医療系支援」というのは，筆者の造語である。「～系」というのは，たとえば「アキバ系」とかで使われるニュアンスと同じと思っていただいてよい。これまで成人の発達症の人に接してきて，「何とか治してやろう」と思って意気込んで治療的なことを行うと，うまくいかないことが多かった。あくまで主役は本人であり，こちらが何か外的な力を加えても，その人の本質が変わるわけではない。「治療者」としてよりも「支援者（サポーター）」の一人としてその人に寄り添い，現状の問題点の整理と現実的な対応方法の検討をお手伝いするというスタンスが，発達症の対応として適しているのではないかと考えている。「医療系支援」とは，医療的手段（精神療法や薬物療法など）も使える支援者として接していきたいという自分の希望を反映した言葉である。医療者が単独で支援を行うことは不可能であるため「家族（系支援者）」「職場（系支援者）」「支援機関（系支援者）」などとサポートチームを作り，本人の強みを生かしながら，生活のプロデュースを行うことが大切であると思う。

　この本は，以上のような考えをもとにして試行錯誤を行った経過の中での，自分自身のための「覚え書き」である。様々な学会・研修会や本で学んだことも多く含まれている。対象として，これから発達症の診療を本格的に始めようとされている方（特に医師や臨床心理士の方）に役立つようにと考えている。エキスパートの方には他の本をお勧めする。エビデンスに基づくものではなく，筆者の経験からつくられた部分も多いため，決してスタンダードなものではないが，この本がわずかでも，おとなの（主として知的障害を伴わない）発達症についての支援を行っていただけるヒントとなれば幸いである。

注

DSM-5では，neurodevelopmental disordersが「神経発達症群」と訳されているため，本書ではこれまで使用されてきた「発達障害」という用語を「発達症」と表記する。
またDSM-5の訳に習い，autism spectrum disorder（ASD）を「自閉スペクトラム症」，attention-deficit/hyperactivity disorder（ADHD）を「注意欠如・多動症」，developmental coordination disorder（DCD）を「発達性協調運動症」と表記し，主として略語を用いて記載する。またspecific learning disorderを「限局性学習症」として，広義の学習障害の略語としてはLDを使用する。

コラム挿し絵：高嶋良枝

# 目 次

はじめに ……………………………………………………………… iii

## 第1章　おとなの発達症の理解 …………………… 1

### 1．ASDの診断概念の変遷と現状 ……………………… 1

### 2．ADHDの診断概念の変遷と現状 …………………… 13

### 3．LDの歴史と診断概念の変遷 ………………………… 23

### 4．発達症の有症率 ………………………………………… 30
　（1）ASDの有症率 ……………………………………… 30
　（2）ADHDとLDの有症率 …………………………… 31
　（3）併存と鑑別 ………………………………………… 32

### この章のまとめ ……………………………………………… 35

● コラム　All Pandas Have ASD ……………………… 36

## 第2章　検査・評価・診断について …………… 38

### 1．診断に必要なツール …………………………………… 38
　（1）発達症全体の評価 ………………………………… 38
　　1）WAIS-III（ウェクスラー成人知能検査第3版）　38
　　2）DISCO（The Diagnostic Interview for Social and Communication Disorders）　39

（2）ASD についての評価･････････････････････････････････････ 40
  1）ADI-R（Autism Diagnostic Interview, Revised）と
   ADOS-2（Autism Diagnostic Observation Schedule-2） 40
  2）PARS（Pervasive Developmental Disorders Autism
   Society Japan Rating Scale：(広汎性発達障害日本自閉症
   協会評定尺度） 40
  3）ASSQ-R（The High Functioning Autism Spectrum
   Screening Questionnaires-Revised） 40
  4）AQ-J（Autism-Spectrum Quotient Japanese Version：
   自閉症スペクトラム指数日本語版） 41
  5）紙芝居形式による「心の理論」高次テスト（日本版） 41
  6）比喩皮肉文テスト（Metaphor and Sarcasm Scenario Test：
   MSST） 42
  7）社会的常識テスト 42
（3）ADHD についての評価 ･･････････････････････････････････ 49
  1）CAADID（Conners' Adult ADHD Diagnostic Interview
   For DSM-IV） 49
  2）ADHD-RS-IV（ADHD Rating Scale-IV） 49
  3）CAARS（Conners' Adult ADHD Rating Scales） 49
（4）LD のための諸検査･･････････････････････････････････････ 50
  1）DN-CAS（Das-Naglieri Cognitive Assessment System） 50
  2）LDI-R（Learning Disabilities Inventory-Revised） 50
（5）環境要因の影響の評価 ･･････････････････････････････････ 50
  1）ロールシャッハテスト，樹木画，家族画 51
  2）TSCC（Trauma Symptom Checklist for Children），
   TSCC-A 51
（6）脳の器質的問題の評価 ･･････････････････････････････････ 52

## 2．診断についての当科のシステム ･････････････････････････ 53
（1）診断に至るまでの流れ ･･････････････････････････････････ 53

## 3．情報の整理 ･･････････････････････････････････････････････ 56
（1）家族歴 ･･････････････････････････････････････････････････ 56

（2）既往歴 ················································· 56
　　（3）成人期の症状の聴取 ····································· 57
　　　　1）主訴　57
　　　　2）現症　58

**4．発達歴・成育歴の聴取** ········································ 65
　　（1）発達歴・成育歴の聴取時に必要なもの ···················· 67
　　（2）生活歴の聴取 ············································· 67
　　（3）情報源の活用 ············································· 68
　　　　1）母子健康手帳　68
　　　　2）写真，絵，作文など　68
　　　　3）通知表，幼稚園・保育園などの連絡帳　69
　　（4）具体的質問 ··············································· 70
　　　　1）0-1歳ごろ　70
　　　　2）1-3歳ごろ　72
　　　　3）3-6歳ごろ　74
　　　　4）6-12歳ごろ　76

**5．他の精神疾患との鑑別，併存の問題** ·························· 78
　　（1）うつ病，適応障害 ········································ 78
　　（2）統合失調症 ··············································· 78
　　（3）双極性障害 ··············································· 80
　　（4）パーソナリティ障害 ······································ 81
　　（5）不安症群 ················································· 81
　　（6）強迫症 ··················································· 82
　　（7）性別違和（性同一性障害） ································ 82
　　（8）解離症群 ················································· 82
　　（9）摂食障害群 ··············································· 83

**6．総合的アセスメント** ········································· 83

**7．告知の方法** ················································· 84
　　（1）スライドを使った告知 ···································· 84

（2）発達症についての説明 ………………………………… 92
　　　　1）左利きに例える　92
　　　　2）コンピューターに例える　92

　この章のまとめ ………………………………………………… 93

　●コラム　血液型B型性格 ……………………………………… 94

## 第3章　治療・支援について ………………………… 96

　1．使用する手法──主として子どもの発達症に使用される
　　　　方法の活用 …………………………………………………… 96
　　（1）TEACCH ……………………………………………………… 96
　　（2）応用行動分析（Applied Behavior Analysis：ABA）……… 98
　　（3）ペアレントトレーニング ………………………………… 98
　　（4）ソーシャルストーリー，コミック会話 ………………… 99
　　（5）The Cognitive Affective Training kit（CAT-kit）……… 100

　2．一般的な精神療法，他の疾患での手法の応用 ………… 101

　3．設定 ………………………………………………………… 101
　　（1）診察室の環境 ……………………………………………… 101
　　（2）受診時間 …………………………………………………… 102
　　（3）家族と一緒かどうか ……………………………………… 102
　　（4）面接内容の視覚化 ………………………………………… 103
　　（5）有効なコミュニケーション ……………………………… 103

　4．成人の発達症の心理面接のための具体的手法 ………… 105
　　（1）主としてASDにみられる症状に対して ………………… 105
　　　　1）社会性の障害，場面の理解，常識のずれについての理解　105
　　　　2）社会的コミュニケーションの障害　106
　　　　3）社会的イマジネーションの障害（こだわりが強い，
　　　　　　先読みができない，変化に弱い）　108

（2）主として ADHD にみられる症状に対して ················ 108
　　　1）不注意・実行機能障害　108
　　　2）多動性・衝動性　110
　（3）知的発達のアンバランス：LD 傾向 ···················· 111
　　　1）読むこと　111
　　　2）書くこと　112
　　　3）計算すること　112
　（4）感覚の問題 ······································· 113
　（5）感情・行動のコントロール ·························· 114
　　　1）ストレス・マネジメント　114
　　　2）感情がたかぶったときの対応　119
　　　3）フローチャートを用いた行動へのアプローチ　120
　（6）運動・身体の問題 ································· 121
　　　1）DCD（発達性協調運動症）の問題　121
　　　2）チックの問題　122
　　　3）体調のコントロールが困難　122
　（7）薬物療法について ································· 124
　　　1）ASD が中心となる人への薬物療法　124
　　　2）ADHD が中心となる人への薬物療法　125
　　　3）LD が中心となる人への薬物療法　127
　（8）併存症の治療，自己評価の改善 ······················ 127
　（9）入院治療，特に問題行動について ···················· 128
　　　1）アセスメント，治療計画の作成（有効なコミュニケーション
　　　　　の確立，多職種チームでの役割分担）　129
　　　2）薬物療法　130
　　　3）ABA やペアレントトレーニングを参考とした行動療法　130
　　　4）TEACCH を参考とした構造化，感覚の問題への対応　132
　　　5）認知行動療法，ストレス・マネジメント　133
　　　6）その他の留意点　133
　（10）サポートチームの形成，社会資源の活用 ··············· 134
　　　1）サポートチームの形成　134
　　　2）福祉サービスの活用　134
　（11）発達症の症状評価・支援のためのワークシート ·········· 135

この章のまとめ ································· 135
　●コラム　エジソンとテスラ ························· 136

# 第4章　症例 ································· 139

## 1．症例1 ································· 139
### （1）現症歴，その他 ··························· 139
### （2）現在の発達症特性 ························· 141
### （3）幼児期・小児期の状態の評価 ················· 144
### （4）WAIS-III を用いた行動評価，その他の検査結果 ···· 148
　　　1）WAIS-III：検査の数値　148
　　　2）WAIS-III：行動評価　149
　　　3）その他の検査結果　150
### （5）発達症の症状評価・支援のためのワークシート ····· 151
　　　治療経過　155

## 2．症例2 ································· 156
### （1）現症歴，その他 ··························· 156
### （2）現在の発達症特性 ························· 158
### （3）幼児期・小児期の状態の評価 ················· 162
### （4）WAIS-III を用いた行動評価，その他の検査結果 ···· 164
　　　1）WAIS-III：検査の数値　164
　　　2）WAIS-III：行動評価　165
　　　3）その他の検査結果　166
### （5）発達症の症状評価・支援のためのワークシート ····· 166
　　　治療経過　170

## この章のまとめ ································· 171

文献 ······································· 213
おわりに ····································· 217
索引 ······································· 219

## 付録一覧

- ◉ 付録1. WAIS-Ⅲでの発達症の行動特性評価表　174
- ◉ 付録2. 心理検査での発達症の行動特性評価表　178
- ◉ 付録3. 社会的常識テスト（長崎大学バージョン）　180
- ◉ 付録4. 成人期の症状の聴取（質問例）　185
- ◉ 付録5. 発達症・成育歴の聴取（質問例）　190
- ＊ 付録6. 発達症のための総合評価表　195
- ◉ 付録7. 発達症の症状評価・支援のためのワークシート　199
- 　付録8. 紙芝居形式による「心の理論」高次テスト　205
- 　付録9. QAD（Questionnaire Adult ADHD with Difficulty）　210

◉マークがあるものは，付属CDに収録されています。CDについては p.222を参照してください。
＊付録6の文面は付録7に含まれています。

# 図表一覧

表 1-1. ASDの特徴—ウィングの三つ組の症状　4
表 1-2. DSM-Ⅳ-TRのうちのASDに該当すると考えられる3障害　6
表 1-3. DSM-5　自閉スペクトラム症(autism spectrum disorder)　8
◎ 表 1-4. 幼児期・児童期と成人期のASDの特徴　12
表 1-5. DSM-Ⅳ-TR　注意欠如・多動性障害の基準　16
表 1-6. DSM-5　注意欠如・多動症(attention-deficit/hyperactivity disorder)の基準　18
◎ 表 1-7. 幼児期・児童期と成人期のADHDの症状　22
表 1-8. 文部科学省による学習障害(LD：learning disabilities)の定義　24
表 1-9. DSM-Ⅳ-TR　学習障害と運動能力障害　24
表 1-10. DSM-5　限局性学習症(specific learning disorder)と発達性協調運動症(developmental coordination disorder)　26
◎ 表 1-11. 幼児期・児童期と成人期の学習の問題と身体・運動の問題　29
表 1-12. 症状の背景にある特性からみたASDとADHDの違い　33
表 1-13. 併存・鑑別が問題となる診断からみたASDとADHDの違い　34
表 2-1. 長崎大学病院精神科神経科で筆者らが行っているおとなの発達症のための検査　52
表 2-2. 長崎大学病院精神科神経科で筆者らが行っている診断までの流れ　54

◎ 付録4.成人期の症状の聴取(質問例)に収載
　表 2-3. 対人関係の問題についての質問例　60
　表 2-4. 職業上の問題についての質問例　62
　表 2-5. 日常生活の問題についての質問例　64

◎ 付録5.発達症・成育歴の聴取(質問例)に収載
　表 2-6. 発達歴・成育歴　0-1歳ごろ　71
　表 2-7. 発達歴・成育歴　1-3歳ごろ　72
　表 2-8. 発達歴・成育歴　3-6歳ごろ　74
　表 2-9. 発達歴・成育歴　6-12歳ごろ　76

表 3-1. ストレス・マネジメントの手法　115
表 3-2. 発達症の入院治療，問題行動についての対応　129

付録4の記入例　表 4-1. 症例1の現在の発達症特性の評価　141
付録5の記入例　表 4-2. 症例1の幼児期・小児期の状態の評価　145
付録7の記入例　表 4-3. 症例1の発達症の症状評価・支援のためのワークシートへの記入　151
付録4の記入例　表 4-4. 症例2の現在の発達症特性の評価　158
付録5の記入例　表 4-5. 症例2の幼児期・小児期の状態の評価　162
付録7の記入例　表 4-6. 症例2の発達症の症状評価・支援のためのワークシートへの記入　167

◎ マークがあるものは，付属CDに収録されています．CDについてはp.222を参照してください．

# 第1章

# おとなの発達症の理解

　本章では，おとなの発達症として，精神科外来を受診する頻度の多い自閉スペクトラム症（autism spectrum disorder：ASD）と注意欠如・多動症（attention-deficit/hyperactivity disorder：ADHD）の診断概念の変遷について概説し，成人期の診断のためにはどのような情報が必要かを検討する。また限局性学習症（specific learning disorder）あるいは学習障害（learning disorders：LD）についても，幼児期から成人期の症状について概説する。

## 1．ASDの診断概念の変遷と現状

　広義のASDは，DSM-IV-TRやICD-10などに示される広汎性発達障害に近い概念で，自閉症を中核とし，アスペルガー症候群やその他の自閉症関連障害を含むものである。近年，このASDの有症率は従来考えられていたものよりかなり高いことが報告されており，医療の場でもその対応に注意すべきと考えられている。

　レオ・カナー（Leo Kanner）が「情緒的交流の自閉的障害」という論文で，11名の特徴ある子どもたちについてその報告を行ったのは，1943年のことである[1]。その後これらの症例は「早期幼児自閉症」と呼ばれ，中にはIQが高いものや並外れた記憶力を持つものもいたが，他者との情緒的接触を避ける傾向，言語発達の遅れや反響言語などのコミュニケー

ションの問題，同一性の保持への欲求や強迫性を持っていることが示された。この論文は先駆的なもので，「代名詞の取り違え」「何時間でも絵パズルで遊ぶ没頭傾向」「慣れていることが変化すると取り乱す」「物をくるくる回して遊ぶ」など，現在も言われている自閉症の特徴のほとんどがはっきりと記述されていた。しかし一方では，その親は冷たい心を持ち，科学・文学・芸術などにとらわれて，ヒトに対する興味が限られている特徴がある，とも記されており，いわゆる「冷蔵庫マザー」の原型となる考えを示していた。またカナーはこの論文では「自閉症は幼児期統合失調症とは一線を画する」としていたが，1949年の論文では「自閉症を最早期の統合失調症とみてよいかもしれない」と記述しており，統合失調症と自閉症との関連について混乱がみられた。

一方，ハンス・アスペルガー（Hans Asperger）は，1944年に4名の男児の症例を「自閉性精神病質」として報告した[2]。これらの症例は，知的才能があるものもいたが，社会的相互関係の著しい障害があり，話し方や反応様式，興味の持ち方が著しく奇妙で不適切であった。アスペルガーはこのような特徴を持つ子どもが，様々な才能を持っていることを挙げて「小さな教授たち」と呼んでいた。これらの子どもたちの能力の評価としてビネー式知能検査は有用ではないこと，対応としては今日のソーシャルストーリー／ソーシャルアーティクル（必要事項を伝えるときに二人称ではなく三人称を用いること）やTEACCH（スケジュールの活用の有効性）に通じるような内容がすでに示唆されていること，精神病質（パーソナリティ障害に近い概念）であるが，より生来的な傾向（多因子遺伝）が強調されていること，運動面の問題，不器用さや感覚面のかたよりなどが示されていることなど，現在の最新の知見にも通じることがすでに述べられていることに驚かされる。また，この本で後に示すように，いわゆるアスペルガー症候群にADHDの傾向（不注意，多動性・衝動性）を併せ持つ症例（第3例，エルンスト・L）も紹介されている。

年齢はカナーが十数歳上であるが，二人の生まれ故郷はともに現在の

オーストリア，あるいはその近辺であった。ユダヤ人であるカナーは，ドイツでの内科医としての研修の後（興味深いことにこの頃ともに研修を行った同僚に，レビー小体の発見で有名なフレデリック・レビー〔Friedrich Lewy〕がいた），第二次世界大戦前に米国に移住し，ジョンホプキンス大学の児童精神医学の教授となり，アスペルガーはそのまま欧州にとどまって，ウィーン大学小児科教授として活動していた。第二次世界大戦後，カナーの論文は英語で記述されていたこともあり世界的に関心を持たれたが，アスペルガーの論文は敗戦国の言語であるドイツ語で書かれたこともあり，当時はあまり注目されなかった。そのため，いわゆるカナータイプ——情緒的交流の欠如，知的な遅れ，言語的コミュニケーションの発達の遅れや反響言語，反復動作などが目立つタイプ——こそ「自閉症」であると考えられてきた。

　1981年に，英国の自閉症研究者であり，優れた臨床家であり，また自閉症の娘の母でもあるローナ・ウィング（Lorna Wing）は，アスペルガーの論文を再評価して，自らの症例も含めて「アスペルガー症候群」として報告した[3]。そしてカナーの症例もアスペルガーの症例も，幅広い自閉症スペクトラム（連続体）の一部という考えを示し，他の研究者とともに「autism spectrum disorder（ASD）」という概念を提唱した[4]。ウィングは，ASDの特徴をウィングの三つ組の症状（社会性の障害，コミュニケーションの障害，想像力の障害）としてまとめた。またウィングはこれらの症状とともに，ASDが聴覚，触覚などの感覚の過敏や鈍麻の問題や運動の問題など，様々な生活上の困難さを有していることを示した。

　現在の日本ではウィングの三つ組の症状は，臨床の場でも特に重要と考えられているため，この本ではASDの診断に関してウィングの三つ組を中心に論じる。ウィングは社会性の障害を「孤立型」「受身型」「積極奇異型」などのタイプに分けて説明しているため，表1-1の中の該当する部分に【　】でタイプを示している。

表 1-1. ASD の特徴―ウィングの三つ組の症状―[4]

1. **社会性の障害**
   - 他者との社会的相互関係を構築したり維持したりすることが困難
   - 自分のルールと社会のルールがずれてしまう。定型発達の人が意識せずに習得している「暗黙のルール」がわかっていない
   - 他者に対して無関心，自分から人とかかわりを持とうとしない【孤立型】
   - 他者の言うなりの状態で，何でも言うことを聞いてしまう【受身型】
   - 他者の気持ちや感覚を考えず，一方的に話をする【積極奇異型】

2. **コミュニケーションの障害**
   - 話し言葉の遅れ，あるいは異常（幼少期：反響言語（オウム返し），人称代名詞の混乱など，成人期：過度に丁寧，繰り返しが多い，一方的な会話）
   - 話し言葉の理解の問題（2つの意味を持つ単語の理解の困難，言葉を文字通りにとらえる傾向，冗談やからかいへの理解のずれ）
   - 口調と音量調節の異常
   - 非言語的コミュニケーションの問題（仕草，表情などの適切な表出や理解が困難）

3. **想像力の障害／反復した常同的動作**（ウィングはこの2つはコインの裏表と言っている）
   - 柔軟で創造的な思考ができない（幼少時：ごっこ遊びができない）
   - 思考の柔軟性がない。応用が苦手
   - 行動の前に結果を予想するのが苦手
   - 変化への抵抗（幼児期：単純な反復的動作，成人期：ルーチン〔日常の決まりごと〕がしっかりしすぎている。特定の対象への興味集中）

　ASD の病因論としては，カナーは脳の器質的障害，統合失調症のカテゴリに入るものなど様々な考察を行い，またカナーの当初の家族についての記載の流れを受けた一部の研究者は，母子関係が自閉症の最大の原因と断定するものもいた。アスペルガーは前記のように，「強い遺伝要因を背景に持つパーソナリティの極端なかたより」という立場であった。現状として，ASD のうち少なくとも中核群が「神経発達症群」であるという考

えに異論を唱える人はいないと思う。また個人的にはアスペルガーの考えも，現在の神経発達症概念と大きな矛盾はないものと思っている。

　診断基準について精神科領域では，米国精神医学会（APA）のDSM-IV-TRと世界保健機構（WHO）のICD-10が中心に用いられてきたが，これらはともにASDに相当するものとして「広汎性発達障害」という用語を採用している。これは元々，特異的発達障害（読字障害，書字障害，算数能力障害など）の対となる概念であるが，上記の診断基準ではASDに近似するものとして使用されている。DSM-5の発表前は，DSM-IV-TRの自閉性障害やアスペルガー障害，特定不能の広汎性発達障害（PDD-NOS）の3つをASDとして定義されることが多かった。

　米国精神医学会が2013年の5月に公開した診断基準DSM-5では，「広汎性発達障害」という言葉は使用されず，自閉性障害，アスペルガー障害，PDD-NOSなどの下位分類はなくなり，autism spectrum disorderという用語のみが使用された（自閉スペクトラム症という訳語は2014年6月の日本語訳で示された）。DSM-IV-TRの「広汎性発達障害」の一部は，DSM-5ではコミュニケーション症群（communication disorders）の中の社会的（語用論的）コミュニケーション症（social〔pragmatic〕communication disorder）に分類される。今後世界的にこの用語が医療・福祉・教育などの場面で広がっていくものと思われる。ただしこれはウィングが考えるASDとは定義の異なるものである。

　以下にDSM-IV-TR，DSM-5をウィングの三つ組の症状と対比したものを表として示す（表1-2，表1-3）。

表 1-2. DSM-IV-TR のうちの ASD に該当すると考えられる 3 障害[5]（【　】内はウィングの三つ組との対応を示す）

- **自閉性障害**
A．(1)・(2)・(3)から合計 6 つ（またはそれ以上），うち少なくとも(1)から 2 つ，(2)と(3)から 1 つずつの項目を含む
  (1) 対人的相互反応における質的な障害で以下の少なくとも 2 つによって明らかになる
    (a) 目と目で見つめ合う，顔の表情，体の姿勢，身振りなど，対人的相互反応を調節する多彩な非言語的行動の使用の著明な障害【コミュニケーション，社会性】
    (b) 発達の水準に相応した仲間関係を作ることの失敗【社会性】
    (c) 楽しみ，興味，達成感を他人と分かち合うことを自発的に求めることの欠如（例：興味のある物を見せる，持って来る，指差すことの欠如）【社会性】
    (d) 対人的または情緒的相互性の欠如【社会性】
  (2) 以下のうち少なくとも 1 つによって示されるコミュニケーションの質的な障害：
    (a) 話し言葉の発達の遅れまたは完全な欠如（身振りや物まねのような代わりのコミュニケーションの仕方により補おうという努力を伴わない）【コミュニケーション】
    (b) 十分会話のある者では，他人と会話を開始し継続する能力の著明な障害【コミュニケーション】
    (c) 常同的で反復的な言語の使用または独特な言語【コミュニケーション】
    (d) 発達水準に相応した，変化に富んだ自発的なごっこ遊びや社会性をもった物まね遊びの欠如【想像力，社会性】
  (3) 行動，興味，および活動の限定された反復的で常同的な様式で，以下の少なくとも 1 つによって明らかになる
    (a) 強度または対象において異常なほど，常同的で限定された型の 1 つまたはいくつかの興味だけに熱中すること【想像力】
    (b) 特定の機能的でない習慣や儀式にかたくなにこだわるのが明らかである【想像力】
    (c) 常同的で反復的な衒奇的運動（例：手や指をばたばたさせたりねじ曲げる，または複雑な全身の動き）【想像力】
    (d) 物体の一部に持続的に熱中する【想像力】

表 1-2. (つづき)

B．3歳以前に始まる，以下の領域の少なくとも1つにおける機能の遅れまたは異常：(1)対人的相互反応，(2)対人的コミュニケーションに用いられる言語，または(3)象徴的または想像的遊び
C．この障害はレット障害または小児期崩壊性障害ではうまく説明されない

・アスペルガー障害
A．自閉性障害のA(1)に相当
B．自閉性障害のA(3)に相当
C．その障害は社会的，職業的，または他の重要な領域における機能の臨床的に著しい障害を引き起こしている
D．臨床的に著しい言語の遅れがない（例：2歳までに単語を用い，3歳までにコミュニケーション的な句を用いる）
E．認知の発達，年齢に相応した自己管理能力，（対人関係以外の）適応行動，および小児期における環境への好奇心について臨床的に明らかな遅れがない
F．他の特定の広汎性発達障害または統合失調症の基準を満たさない

・特定不能の広汎性発達障害 (pervasive developmental disorder not otherwise specified：PDD-NOS)
　このカテゴリーは，対人的相互反応の発達に重症で広汎な障害があり，言語的または非言語的なコミュニケーション能力の障害や常同的な行勤・興味・活動の存在を伴っているが，特定の広汎性発達障害，統合失調症，失調型パーソナリティ障害，または回避性パーソナリティ障害の基準を満たさない場合に用いるべきである．例えば，このカテゴリーには，"非定型自閉症"——発症年齢が遅いこと，非定型の症状，または閾値に達しない症状，またはこのすべてがあるために自閉性障害の基準を満たさないような病像——が入れられる

表1-3. DSM-5 自閉スペクトラム症（autism spectrum disorder）[6]（著者による訳。原著と若干構成を変えている。【　】内はウィングの三つ組との対応を示す。正確な訳ではない可能性があるので注意が必要）

---

A．**社会的コミュニケーションの障害**（social communication impairments）：複数の状況での社会的コミュニケーションと社会的相互交流が持続的に著しく不十分な状態が以下の3つにわたって現在または過去に存在すること（主として【社会性】【コミュニケーション】）

1. **社会的情緒的相互性**が著しく不十分な状態（該当の範囲を例示：「社会的接近が異常である状態」「正常な会話のやり取りがうまくいかない状態」〜「興味や情動，感情の共有が少ない状態」「社会的相互関係を始めたりそれに応じたりすることがうまくいかない状態」）【社会性】

2. 社会的相互交流のために使用される**非言語的コミュニケーション行動**が著しく不十分な状態（該当の範囲を例示：「言語，非言語的コミュニケーションの統合が乏しい状態」〜「アイ・コンタクトとボディ・ランゲージの異常またはジェスチャーの理解や使用が著しく不十分な状態」「表情による表現と非言語的コミュニケーションの全般的欠如」）【コミュニケーション】

3. **人間関係の発展・維持・理解**が著しく不十分な状態（該当の範囲を例示：「様々な社会的状況に適した行動をとることの困難」〜「想像力を使った遊びを共同で行うこと，または友人をつくることの困難」「同年代の人に対する興味の欠落」）【社会性，想像力】

B．**限局的反復的な行動パターン**（restricted, repetitive patterns of behavior）：制限され，繰り返し行われる行動・興味・活動のパターンが，以下の4つのうち最低2つ現在あるいは過去に存在すること（主として【想像力】）

1. **常同的または反復的**な動き，物の使用，または会話（例：単純な常同的運動，おもちゃを並べて遊ぶことなく，あるいは何かをめくったりひっくり返したりする動き，反響言語，風変わりな言い回しを繰り返すこと）【想像力】

表 1-3.（つづき）

　2．**同一性へのこだわり**，ルーチンを守ることへの頑なさ，言語的あるいは非言語的行動における儀式的パターン（例：小さな変化に対する極端な苦悩，環境の変化に伴う困難，硬直した考えのパターン，挨拶を儀礼的に繰り返すこと，毎日同じ道を通ったり同じものを食べたりする必要があること）【想像力】

　3．**高度に制限され固定化された興味**。その興味は異常に強いか，あるいは異常に焦点がずれている（例：変わった物に対する強い愛着あるいは没頭，極端に限局したあるいは固執した興味）【想像力】

　4．**感覚入力についての過剰あるいは過少反応**，または環境の感覚面についての異常な興味（例：痛み，暑さ・寒さに対する明らかな無頓着，特定の音や素材に対する通常とは逆の反応，過度にもののにおいを嗅ぐまたは触ること，光や回転するものへ魅了されることなど）

C．症状は発達の早期から存在しなければならない（しかし，社会的な要求が本人の能力の限度を超えるまでは，明らかにならないかもしれない。あるいは成長してからも対処法を学ぶことで表面に出ないことがあるかもしれない）

D．症状は社会的，職業的，または他の重要な領域における現在の機能に臨床的に著しい障害を引き起こしている

E．これらの障害は知的能力障害（知的発達症）または全般的発達遅延ではうまく説明されない。知的能力障害と自閉スペクトラム症とはしばしば併存する。自閉スペクトラム症と知的能力障害が併存する際には，社会的コミュニケーションは一般的な発達レベルを下回るものと思われる

（一部を省略）

　DSM-5 では，DSM-IV（DSM-IV-TR も同様）で PDD-NOS の範囲が広がりすぎたという反省から，やや厳密な診断基準となっている。「社会的相互関係・コミュニケーションの障害」と，ウィングが想像力の問題との関連を指摘した「常同的反復的な思考・行動」の 2 つが大項目になって

いる（そのため後述のADOSなど主な診断・評価ツールも，これまでの3つの軸だったものが2つの軸に変更されている）。この2軸でそれぞれ重症度を3段階で評価する。コミュニケーションに関しては，非言語的コミュニケーションの問題を重要視している。また常同的反復的な思考・行動の中に，DSM-IV-TRでは取り上げられなかった感覚の問題を含めている。ADHDとの併存を認めていること，その人の環境に合わせて症状発現の時期が変わることを認めていることなど，現実に即した改善点も多い。

　DSM-5の発表前に海外の報告で，これまで「広汎性発達障害」のカテゴリに入ると診断されてきた人々のうちの多数が，DSM-5になるとASDの診断範囲から漏れてしまう可能性が指摘され，ニューヨークタイムズ紙などの新聞でその是非が議論され，また支援団体が抗議声明を発表するという事態が起こった。しかし現状として筆者は，「DSM-5 自閉スペクトラム症」と前述の「DSM-5 社会的（語用論的）コミュニケーション症」などを合わせると，これまでの「DSM-IV-TR 広汎性発達障害」は，ほとんどすべてがカバーできるものであると考えている。このような流れで，現在筆者はDSM-5も参考にしつつ，ウィングの提唱する「三つ組の症状」を満たすかどうかという点を中心にASDの診断を行っている。

　成人期のASDの診断には，幼少期と現在でそれぞれにASDの症状があること，それが連続していることが確認される必要がある。成人期のASDの特徴も，三つ組の症状が中心となるものと考えられる。成人期のASDは他者との社会的関係を築くことが困難で，情緒的な交流ができないため，社会的に孤立していることも多い。学力が高いものは，大学に入学し，さらに就職しているケースもみられるが，まわりからは「空気が読めない」「天然」「変人」などとみなされているか，あるいは「指示待ち人間」「イエスマン」として社会に身を潜めていることが多い。また会議で大勢の人々が話している場面では，聴覚的認知の問題で内容が頭に入らなかったり，話をすると「まわりくどい」「一方的」「わかりにくい」などと

言われたりする。特定の興味に没頭する場合には，それが仕事によい方に作用すればいいが，マイナスになることも多い。

　また，ASD の人が，感覚の問題で苦しんでいることが多いことは，古くからよく知られている。この感覚の問題は，1943 年のカナーのはじめの報告[1] までさかのぼることができる。カナーは，ASD の子どもたちがある種の音や運動する物体に反応してパニックとなることを記述している。また翌 1944 年，アスペルガーは，ものを嚙んだときの口腔内感覚や積み木を投げ捨てたときの騒音が快感となっているようにみえる子どもについて記述し，これらの子どもが味覚，触覚，聴覚で極端に敏感であったり鈍感であったりすることを示している[2]。

　このように当初から，ASD の感覚の問題は，三つ組の症状と同様に研究者から認識されていた。2007 年のスーザン・リーカム（Susan Leekam）らの報告[7]（ウィングも共著者）では，90％以上の ASD 児が感覚の問題を持ち，それは知性や年齢によっても変わらなかったことが示されている。

　ASD 者，あるいはその母が書いた著作を見ると，既に 1986 年のテンプル・グランディン（Temple Grandin）の著作[8] で，感覚情報処理の機能の欠陥が，自閉症の本質のひとつとして記載されている（映画『Temple Grandin』でも感覚の問題が大きく取り上げられている）。最近の著作では『ぼくは考える木』[9]（2006 年）で，ASD の詩人ティトは「感覚がカオス」の状態であり，感覚刺激に邪魔をされてその知性を出力することができないことが記されている。

　ASD の感覚の問題は，感覚の過敏あるいは低反応の問題と感覚へのこだわり，回避の問題に分けられる。感覚の種類についても，聴覚，視覚，味覚，嗅覚，触覚のいわゆる五感だけではなく，固有受容覚，前庭感覚，さらには温度覚，痛覚，尿意・便意，疲労感覚，時間感覚などの感覚も検討していくべきと思われる。ASD 者がしばしば訴える体調不良の背景に，感覚の問題——自分の状態を適切にモニタリングできないこと——が影響

している場合が多い。この本ではこのような身体感覚の問題は，後に示す「身体・運動の問題」に入れることにする。

幼児期・児童期と成人期の ASD の三つ組の症状と感覚の問題をまとめたものを，以下（**表 1-4**）に示す。

表 1-4. 幼児期・児童期と成人期の ASD の特徴

| 幼児期・児童期 | 成人期 |
|---|---|
| (社会性)<br>• 他児や家族，教師に対して情緒的な交流がうまくできない<br>• 独特の正義感により，周囲と衝突する<br>• 周囲との対人関係がうまくいかず，いじめにあったり，無視されたり，けんかになったりする<br>• アイコンタクトがない／少ない。ひとり遊びが多い。孤立している（孤立型）<br>• おとなしすぎる。言うことを聞きすぎる（受身型）<br>• 自分からかかわりを求めるが，受け入れられない（積極奇異型） | (社会性)<br>• 他者に対して情緒的な交流がうまくできない<br>• 他者と興味や感情の共有ができない<br>• 社会的な常識感覚のずれがある<br>• 対人関係がうまくいかない<br>• 社会的に孤立している。就労していても，余暇の時間をほとんど一人で過ごす（孤立型）<br>• だれの言うことにも，ほとんど無条件に従ってしまう（受身型）<br>• 他者に話しかけても一方通行になる。周りから変わった人だと言われる（積極奇異型） |
| (コミュニケーション)<br>• アイコンタクトの問題<br>• 指さしの問題<br>• 言葉の発達の問題<br>• エコラリア，遅延性エコラリア<br>• 丁寧すぎる言葉，大人のような話し方，専門的すぎる言葉<br>• 言葉の理解がうまくいかない<br>• 字義通り<br>• 相手の表情の変化に気付かない | (コミュニケーション)<br>• 自分の考えをうまく表現できない<br>• 話の内容がすんなり頭に入らない<br>• 相手の考えが読めない<br>• しぐさや表情を読み取れない<br>• 丁寧すぎる傾向，専門的すぎる傾向<br>• 字義通り<br>• 会議などでの混乱，複数名での話についていけない |

表 1-4．（つづき）

| 幼児期・児童期 | 成人期 |
|---|---|
| （想像力）<br>・想像力を使ったごっこあそびができない<br>・特定のものへのこだわり<br>・限定された興味<br>・常同的で反復的な行動<br>・先の見通しがないとパニック | （想像力）<br>・自分独自のルールへのこだわり<br>・ルーチンへのこだわり<br>・興味が著しく限定している<br>・常同的で反復的な行動がある<br>・変化に弱い<br>・先読みができない |
| （感覚の問題）<br>・聴覚過敏のため，特定の音（運動会のピストルの音，乳児の泣き声など）に反応して，パニックになる<br>・触覚過敏のため，タグの付いた服を着るのを嫌がる。また触られることを嫌がる<br>・味覚・口腔内感覚の問題のため，偏食が著しくなる<br>・自分の身体感覚がつかみにくいため，体調管理が困難で，学校を休みがちになる | （感覚の問題）<br>・聴覚過敏のため，仕事に集中できない<br>・触覚過敏のため，他者との交流が時につらくなる（身体的接触が苦手）<br>・味覚・口腔内感覚の問題のため，集団で食事をするのが苦手<br>・自分の身体感覚がつかみにくいため，体調不良が起こりやすい |

## 2．ADHD の診断概念の変遷と現状

　ADHD についての記録は，スコットランドの医師であるアレクサンダー・クライトン（Alexander Crichton）が 1798 年に出版した本の記述が最初であるという説がある[10]。「注意」に関する章でクライトンは，そわそわと落ち着かないこと，人生早期からその特徴がみられること，学業に影響が出ることなど，不注意優勢型に相当する子どものことを記述している。笑いが止まらなくなるなど，コントロール不良の状態についても記載されている。

1800年代の精神科医であるハインリヒ・ホフマン（Heinrich Hoffmann）は自分の3歳の息子に読み聞かせるためにノートに絵と文をかいていたが，1845年その内容が『Struwwelpeter（日本では「ぼうぼうあたま」「もじゃもじゃペーター」などと訳されている）』というタイトルで出版され，日本も含めて世界中で読まれるようになった[11]。その中の「行儀の悪いフィリップ」という話は多動・衝動優勢型のADHDの子どもの典型と考えられている。椅子をがったんがったんゆすって，とうとう後ろにひっくり返り，テーブルクロスを引っ張って，夕食が台無しになってしまったというストーリーである。今日であれば，診察室に入ってくるなり，椅子に座ってくるくる回りだす子が多いが，それと通じるものを感じる。ちなみに「空を見ているハンス」という話は，不注意優勢型のADHDを思い起こさせるストーリーである。このように古くからADHDと思われる子どもは普遍的に存在したものと考えられる。

　学術論文としての最も早期のものは，1902年英国のジョージ・スティル（George Still）によってランセット誌（*The Lancet*）に発表された43例の子どもの報告であろう[12]。スティルは英国で初めて小児科教授となった人である。子どもたちに知的遅れはみられなかったが，注意持続と自己統制の困難を認め，一部には今日の反抗挑戦性障害の傾向があり，行動の結果を次に生かすことができない状態がみられた，と記述されている。彼の報告で最も強調されたことは，「道義的に自己コントロールができない」ことであるが，心理学的な説明よりも，生来的な気質の問題として説明したことが，今日の神経発達症群概念に近い見解と考えられる。

　20世紀初頭から，早期の脳損傷が多動傾向につながるのではないかという推測がなされてきた。1915年から1925年には嗜眠性脳炎（エコノモ脳炎）が流行し，後遺症としての映画『レナードの朝』にみられるパーキンソン症候群とともに，多動症の出現が多くみられ，多動傾向について何らかの脳損傷が影響しているという考えが広がっていった。1947年にはシュトラウス（Strauss）とレヒティネン（Lehtinen）が多動を示す子ど

もを脳損傷児（brain-injured child）として報告[13]。その後複数の研究者が，微細脳損傷（minimal brain damage：MBD）という用語を使用するようになった[14]。この用語は多動傾向だけではなく，今日のLDも含まれる広い概念である。1960年代になって，微細な脳損傷が実際に発見できなかったこともあり，1962年のオックスフォードの会議で微細脳障害（minimal brain dysfunction：MBD）が適当であるとされ，以後，使用されるようになった。

その後MBDの症状は器質的なものというより機能的なものであり，注意欠如（attention deficit）によって説明できるのではないかという意見が強くなり，MBDという言葉は徐々に使用されなくなった。1980年DSM-IIIでは「注意欠陥障害（attention deficit disorder：ADD）」という用語が採用され，多動を伴うものと伴わないものに下位分類が設定された。1987年DSM-III-Rでは「注意欠陥多動性障害（attention deficit hyperactivity disorder：ADHD）」という用語となり，1994年DSM-IVでは同じ「注意欠陥多動性障害（ADHD）」というカテゴリで，不注意優勢型，多動・衝動優勢型，混合型の3つの下位分類が設定された。

一方ICDでは，ICD-8（1974年）から「小児期の多動性症候群（hyperkinetic syndrome of childhood）」と名付けて概念化された。1992年のICD-10では「多動性障害（hyperkinetic disorder）」という用語が採用された。

日本では，DSM-IV-TRにならって注意欠陥多動性障害あるいはADHDと言われることが多かったが，2008年日本精神神経学会の用語集で「注意欠如・多動性障害」という訳が使用され，徐々にこちらの訳が使われるようになっていた。2014年DSM-5の訳として「注意欠如・多動症」という言葉が用いられた。

現状としてDSM-IV-TRの注意欠如・多動性障害とICD-10の多動性障害では，項目はかなり似通っている。現在世界的にはADHDの診断に関してはDSMの基準が用いられることが多く，DSM-5でもDSM-IV-

TR で用いられていた不注意 9 項目，多動性・衝動性 9 項目は基本的に継続して使用されている。そのためこれらの DSM の 18 項目が今後も ADHD の診断のためには一応の基準となるものと考えられる。

**表 1-5** に DSM-IV-TR の基準を，**表 1-6** に DSM-5 の基準を記す。

### 表 1-5. DSM-IV-TR　注意欠如・多動性障害の基準[5]

**A．**(1)か(2)のどちらか
(1) 以下の**不注意**の症状のうち 6 つ（またはそれ以上）が少なくとも 6 カ月以上続いたことがあり，その程度は不適応的で，発達の水準に相応しないもの：
〈不注意〉
(a) 学業，仕事，またはその他の活動において，しばしば綿密に注意することができない，または不注意な間違いをする
(b) 課題または遊びの活動で注意を持続することがしばしば困難である
(c) 直接話しかけられたときにしばしば聞いていないように見える
(d) しばしば指示に従えず，学業，用事，または職場での義務をやり遂げることができない（反抗的な行動，または指示を理解できないためではなく）
(e) 課題や活動を順序立てることがしばしば困難である
(f) （学業や宿題のような）精神的努力の持続を要する課題に従事することをしばしば避ける，嫌う，またはいやいや行う
(g) 課題や活動に必要なもの（例えばおもちゃ，学校の宿題，鉛筆，本，または道具）をしばしばなくす
(h) しばしば外からの刺激によってすぐ気が散ってしまう
(i) しばしば日々の活動で忘れっぽい

(2) 以下の**多動性-衝動性**の症状のうち 6 つ（またはそれ以上）が少なくとも 6 カ月以上持続したことがあり，その程度は不適応的で，発達水準に相応しない：
〈多動性〉
(a) しばしば手足をそわそわと動かし，またはいすの上でもじもじする

表 1-5.（つづき）

> （b）しばしば教室や，その他，座っていることを要求される状況で席を離れる
> （c）しばしば，不適応な状況で，余計に走り回ったり高い所へ上ったりする（青年または成人では落ち着かない感じの自覚のみに限られるかもしれない）
> （d）しばしば静かに遊んだり余暇活動につくことができない
> （e）しばしば"じっとしていない"またはまるで"エンジンで動かされるように"行動する
> （f）しばしばしゃべりすぎる
>
> 〈衝動性〉
> （g）しばしば質問が終わる前にだし抜けに答え始めてしまう
> （h）しばしば順番を待つことが困難である
> （i）しばしば人の話をさえぎったり，割り込んだりする（例：会話やゲームに干渉する）
>
> B．多動性－衝動性または不注意の症状のいくつかが7歳未満に存在し，障害を引き起こしている
> C．これらの症状による障害が2つ以上の状況（例：学校〔または職場〕と家庭）において存在する
> D．社会的，学業的または職業的機能において，臨床的に著しい障害が存在するという明確な証拠が存在しなければならない
> E．その症状は広汎性発達障害，統合失調症，またはその他の精神病性障害の経過中にのみ起こるものではなく，他の精神疾患（例えば，気分障害，不安障害，解離性障害，またはパーソナリティ障害）ではうまく説明されない

表1-6. DSM-5 注意欠如・多動症（attention-deficit/hyperactivity disorder）[6]の基準（著者が訳したものである。正確な訳ではない可能性がある。下線の部分は特におとなのADHDの診断にとって重要な部分である）

A. 1.および／または2.によって特徴づけられる不注意および／または多動性・衝動性の持続的行動様式で，機能や発達を妨げるものである
1. 不注意：以下の症状のうち6つ（またはそれ以上）が少なくとも6ヵ月以上続いたことがあり，その程度は発達水準に見合わず，社会的および学業的／職業的活動に直接的に負の影響を及ぼすものである
   注意書き：症状は，挑戦的行動や，反抗的態度，敵意，仕事や指示が頭に入らないこと，など，単一で現れるわけではない。17歳以上の青年や成人は，少なくとも5つの症状を満たすことが必要とされる
   a. 学業，仕事，またはその他の活動において，しばしば綿密に注意することができない，またはしばしば不注意ミスをする（例：細部を見過ごす，あるいは見誤る。仕事が不正確）
   b. 仕事（課題）または遊びの活動で，しばしば注意を持続することが困難である（例：講義，会話のときや長文を読むときに集中力を維持することが困難）
   c. 直接話しかけられたときに，しばしば聞いていないように見える（例：明らかに気が散ることがなくても，上の空に見える）
   d. しばしば指示に従わず，学業，用事，または職場での義務をやり遂げることができない（例：課題を始めてすぐ集中力を失い，容易に脱線してしまう）
   e. 課題や活動を順序立てることが，しばしば困難である（例：一連の課題を管理して行うことができない。物品や所有物を整理して持っておくことが困難，だらしなく乱雑な仕事ぶり。時間管理が苦手。期限までに終わらせられない）
   f. 精神的努力の持続を要する仕事（課題）に従事することを，しばしば避ける，嫌う，またはいやいや行う（例：学業や宿題；青年や成人では，報告書の準備をすること，書類を仕上げること，長文の文章を見直すことなどに該当）
   g. 仕事（課題）や活動に必要なものを，しばしばなくす（例：学校の教材，鉛筆，本，道具，財布，鍵，書類，メガネ，携帯電話）

表 1-6．（つづき）

　　h．しばしば外からの刺激によって容易に気が散ってしまう（青年や成人では，外からの刺激だけではなく，無関係な考えが影響する場合もある）
　　i．しばしば日々の活動で忘れっぽい（例：雑用，お使い；青年や成人では，電話を折り返しかける，支払いをする，約束を守る）
2．**多動性と衝動性**：以下の症状のうち6つ（またはそれ以上）が少なくとも6カ月以上続いたことがあり，その程度は発達水準に見合わず，社会的および学業的／職業的活動に直接的に負の影響を及ぼすものである
　　注意書き：（1と同じ）
　　a．しばしば手足をそわそわと動かしたりコツコツ音をたてたり，またはいすの上でもじもじしたりする
　　b．しばしば座っていることを要求される状況で席を離れる（例：教室，事務所やその他の職場，あるいはその他の席についていることが要求される場面で，自分の場所から離れる）
　　c．しばしば，不適切な場面で，走り回ったり高い所へ上がったりする（注意書き：青年または成人では，落ち着かない感じの自覚のみかもしれない）
　　d．しばしば静かに遊んだり余暇活動につくことができない。
　　e．しばしば"じっとしておらず"まるで"エンジンで動かされるように"行動する（例：レストラン，会議などで長時間じっとしていることができない，あるいは不快に感じる；周囲の人も，落ち着けず，ついていけないという思いを持つかもしれない）
　　f．しばしばしゃべりすぎる
　　g．しばしば質問が終わる前にだし抜けに答え始めてしまう（例：他の人々の会話を終わらせてしまう。会話で次の番を待てない）
　　h．しばしば自分の順番を待つことが困難である（例：並んで待っているとき）
　　i．しばしば人の話をさえぎったり，割り込んだりする（例：会話やゲームや活動に割って入る；他人の物を頼んだり許可を得たりすることなく，使い始めることがあるかもしれない。；青年や成人では，他人がしていることへ干渉したり，自分がやろうとしたりする）

表 1-6.（つづき）

> B．不注意，多動性 - 衝動性の症状のいくつかが 12 歳未満に存在している
> C．これらの症状が 2 つ以上の状況において（例：家庭，学校，職場のうち 2 つ以上；友達と一緒のときと家族親族と一緒のとき；その他の様々な活動の中で 2 つ以上）存在する
> D．これらの症状が社会的，学業的または職業的機能を妨げたり，質の低下を来たしたりしているという明確な証拠が存在する
> E．その症状は統合失調症，またはその他の精神病性障害の経過中にのみ起こるものではなく，他の精神疾患（例：気分障害，不安症，解離症，パーソナリティ障害，精神作用物質中毒または離脱）ではうまく説明されない
>
> （一部を省略）

DSM-5 では，DSM-IV-TR から以下の点が変更されている．

- カテゴリの変更：これまでは反抗挑戦性障害や素行障害などとともに「通常，幼児期，小児期，青年期に初めて診断される障害」の中の「注意欠如および破壊的行動障害」に分類されていたが，今回は ASD や LD とともに「neurodevelopmental disorders（神経発達症群）」に分類されている．
- 症状が確認できる時期：7 歳以前に症状が存在する，という記述が，「12 歳以前に」に変わっている．
- 症状の閾値：「不注意」および／または「多動性と衝動性」で，9 項目中 6 項目以上が該当することが必要とされていたが，17 歳以上の青年あるいは成人は 9 項目中 5 項目以上が該当することが要求され，診断がされやすくなっている．
- 多動性・衝動性の区別：これまでは多動性と衝動性の項目は区別されてきたが，DSM-5 では，明確な区別はされていない．これはたとえば「しゃべりすぎる」という項目などは多動性にも衝動性にも分類できるためと考えられる．

- 障害（impairment）について：これまでは「社会的，学業的または職業的機能において，臨床的に著しい障害（impairment）が存在するという明確な証拠が存在しなければならない」と記載されていたが，DSM-5 では障害という言葉が使われず「これらの症状が社会的・学業的または職業的機能を妨げたり，質の低下を来たしたりしているという明確な証拠が存在する」という表現となっている。
- ASD との併存：ASD と ADHD の併存が認められている。
- 亜型分類について：これまでは，不注意優勢型など，「型（type）」という用語が使用されていたが，DSM-5 では成人になったら「型」が変化する場合もあるため，「状態（presentation）」という用語が使用されるようになった。
- 部分寛解の存在：部分寛解（in partial remission）が認められている。
- 重症度の特定：重症度を3段階に評価する。

　このように DSM-5 は，全体として青年期・成人期の ADHD の診断ができやすいようになっている。また ASD との併存が認められたことで，より無理のない診断ができるようになったと感じている。
　また，ADHD の症状の一部としてよく取り上げられるものに「感情のコントロールの問題」がある（もちろん ASD でも感情のコントロールの問題は重要であるが，紙面の都合上ここで取り上げることにする）。主として衝動性から，ADHD では感情のコントロールが利かず，他者とのトラブルが生じる場合がある。このため，幼少時には，「反抗挑発症」や「素行症」，成長してからは「反社会性パーソナリティ障害」や「境界性パーソナリティ障害」と診断されるケースもある。また ADHD と双極性障害との関連性はよく指摘されており，幼少時 ADHD と診断された人が成長して双極性障害と診断されているケースも散見される。
　表 1-7 に幼児期・児童期と成人期の ADHD の症状（感情のコントロールの問題を含む）を示す。

表 1-7. 幼児期・児童期と成人期の ADHD の症状（感情のコントロールの問題を含む）

| 幼児期・児童期 | 成人期 |
| --- | --- |
| （不注意）<br>• 学校の勉強で不注意ミスが多い<br>• 授業中や実習中，注意の持続が困難<br>• 人の話を聞いていないと教師から注意される<br>• 課題が最後まで達成できない<br>• いくつかの課題の優先順位を考え，段取りを決めるのが苦手<br>• 課題を先延ばしにする<br>• 教科書や鉛筆などをなくす<br>• 授業中でも気が散りやすい<br>• 友達との約束を忘れる | （不注意）<br>• 仕事（以下，家事や用事を含む）や日常生活で不注意ミスが多い<br>• 仕事上で，注意の持続が困難<br>•「上の空」と周囲から注意される<br>• 仕事が最後まで達成できない<br>• 仕事の優先順位を考え，段取りを決めるのが苦手，計画を立てるのが苦手<br>• 仕事を先延ばしにする<br>• 書類，財布，鍵などをなくす<br>• 仕事中でも気が散りやすい<br>• スケジュール管理ができない |
| （多動性）<br>• 授業中もじもじしている<br>• 授業中も席を離れる<br>• ひどく走り回ったりよじ登ったりする<br>• 遊びの時，騒ぎすぎる<br>• 動きが多い<br>• しゃべりすぎる | （多動性）<br>• 座っているときも，体を動かす（顔や体を触ったり，貧乏ゆすりをしたり）<br>• 仕事中も頻回に席を離れる<br>• 落ち着かない感じ<br>• 静かにすることができない<br>• いつも動き回っている<br>• おしゃべりといわれる |
| （衝動性）<br>• 先生が話し終える前に答える<br>• 列に並んだり，ゲームなど順番を待つのが苦手<br>• 他の子どもの勉強の邪魔をする | （衝動性）<br>• 相手が話し終える前に話し始める<br>• 順番待ちやその他の待つことが苦手<br>• 熟慮せずに発言するまたは行動する。他人が傷つくことをついつい言ってしまう |
| （感情のコントロールの問題）<br>• かっとして暴れてしまう。暴力的になる<br>• 突然泣き出す<br>• 親や先生に強く反発する<br>• 非行行為がみられる | （感情のコントロールの問題）<br>• 易怒的傾向<br>• 好訴的傾向<br>• 反社会的行為<br>• ひどく落ち込む<br>• 不安が強い |

## 3．LDの歴史と診断概念の変遷

　LDは，医学の分野と教育の分野で，概念や診断基準が異なっている。

　歴史的には19世紀後半より，LDの中核をなすと思われるディスレクシア（dyslexia：読字障害）の報告がなされるようになった。1940年代より，「脳障害児」という言葉が教育の分野でも使用されるようになり，1950年代後半に前述の「MBD」という用語が使用されるようになった。「MBD」には今日的な意味でのLDが含まれていた。

　その後，MBDという言葉は徐々に使われなくなり，学習の困難さについての問題をLD，不注意・多動性などによる問題をADHDと呼ぶようになった。

　教育の分野では，1960年代に，知的な発達に遅れや環境の問題はないが，期待される読み書きや計算などの習得が困難な状態が「学習障害（learning disability：LD）」として提唱された[15]。現在は文部科学省により，**表1-8**のように定義されている[16]。また医学的分野では，DSM-IVで，読字・書字・算数能力などの特異な困難さを学習障害（learning disorders：LD）と定義した。

　また発達性協調運動症（developmental coordination disorder：DCD）は，運動面における学習の問題とも考えられ，LDをはじめとしたその他の神経発達症群と合併することが多いと言われている。これは粗大な運動と巧緻運動を含むため，学校の勉強では，体育や図工，音楽（楽器演奏），技術・家庭科などに影響が出ると言われている。

　**表1-9**～**表1-10**にLDとDCDの診断基準を示す。

## 表1-8. 文部科学省による学習障害（LD：learning disabilities）の定義
(平成11年7月の「学習障害児に対する指導について（報告）」より)

> 　学習障害とは，基本的には全般的な知的発達に遅れはないが，聞く，話す，読む，書く，計算する又は推論する能力のうち特定のものの習得と使用に著しい困難を示す様々な状態を指すものである。
> 　学習障害は，その原因として，中枢神経系に何らかの機能障害があると推定されるが，視覚障害，聴覚障害，知的障害，情緒障害などの障害や，環境的な要因が直接の原因となるものではない。

## 表1-9. DSM-IV-TR　学習障害と運動能力障害[5]

### 学習障害（learning disorders）

**読字障害**
A．読みの正確さと理解力についての個別施行による標準化検査で測定された読みの到達度が，その人の生活年齢，測定された知能，年齢相応の教育の程度に応じて期待されるものより十分に低い
B．基準Aの障害が読字能力を必要とする学業成績や日常の活動を著明に妨害している
C．感覚器の欠陥が存在する場合，読みの困難は通常それに伴うものより過剰である

**書字表出障害**
A．個別施行による標準化検査（あるいは書字能力の機能的評価）で測定された書字能力が，その人の生活年齢，測定された知能，年齢相応の教育の程度に応じて期待されるものより十分に低い
B．基準Aの障害が文章を書くことを必要とする学業成績や日常の活動（例：文法的に正しい文や構成された短い記事を書くこと）を著明に妨害している
C．感覚器の欠陥が存在する場合，書字能力の困難が通常それに伴うものより過剰である

表 1-9．（つづき）

**算数障害**
A．個別施行による標準化検査で測定された算数の能力が，その人の生活年齢，測定された知能，年齢相応の教育の程度に応じて期待されるものより十分に低い
B．基準 A の障害が算数能力を必要とする学業成績や日常の活動を著明に妨害している
C．感覚器の欠陥が存在する場合，算数能力の困難は通常それに伴うものより過剰である

**特定不能の学習障害**
　このカテゴリーは，どの特定の学習障害の基準も満たさない学習の障害のためのものである．このカテゴリーには，3つの領域（読字，算数，書字表出）のすべてにおける問題があって，個々の技能を測定する検査での成績は，その人の生活年齢，測定された知能，年齢相応の教育の程度に応じて期待されるものより十分に低いわけではないが，一緒になって，学業成績を著明に妨害しているものを含めてもよい

## 運動能力障害（motor skills disorder）

**発達性協調運動障害**
A．運動の協調が必要な日常の活動における行為が，その人の暦年齢や測定された知能に応じて期待されるものより十分に下手である．これは運動発達の里程標の著明な遅れ（例：歩くこと，這うこと，座ること），物を落とすこと，"不器用"，スポーツが下手，書字が下手などで明らかになるかもしれない
B．基準 A の障害が学業成績や日常の活動を著明に妨害している
C．この障害は一般身体疾患（例：脳性麻痺，片麻痺，筋ジストロフィー）によるものではなく，広汎性発達障害の基準を満たすものでもない
D．発達遅滞が存在する場合，運動の困難は通常それに伴うものより過剰である

表 1-10. DSM-5　限局性学習症（specific learning disorder）と発達性協調運動症（developmental coordination disorder[6]）（著者が訳したもの。正確な訳ではない可能性がある。【　】内は著者が「読字」「書字」「算数能力」「運動」のどの項目に入るかを考え，つけ加えたものである）

---

**限局性学習症**

A．学習することや学業的スキルを使用することに困難を感じる。それらの困難さをターゲットとする教育的介入があるにもかかわらず，少なくとも6カ月間，以下に示す症状の少なくとも1つが存在する

　1．字を読むときに，不正確であったり，スピードが遅かったりで，かなりの労力を要する（例：一つ一つの単語を大声で不正確にあるいはのろのろとためらいながら読む，頻繁にあてずっぽうの言葉を言う，言葉を発音するのに困難を感じる）【読字】

　2．読んでいるものの意味の理解が困難（例：文章を正確に読むが，読んでいるものの連続性や関係性，推論，あるいはより深い意味が理解できないかもしれない）【読字】

　3．正しく綴りを書くことの困難（例：母音字や子音字を抜かしたり加えたり，別の字を書いたりすることがあるかもしれない）【書字】

　4．書字による表現の困難（例：一続きの文章中で複数の文法や句読点の間違いをする；段落構成がうまくできない；自分の考えを書いて表現しようとすると不明瞭となる）【書字】

　5．数の概念や数の理論，あるいは計算を習得することの困難（例：数やその大きさ，その関係の理解がうまくいかない；一ケタの足し算で，他の子どもがしているように数の理論を思い出すわけではなく，指を使って数える；算数の計算の最中に混乱して，解く順番を変更してしまうかもしれない）【算数能力】

　6．数学的推論が困難（例：量的な問題を解くための，数学的な概念や数の理論，あるいは手順の適用を行うことが非常に難しい）【算数能力】

B．損なわれた学業的スキルは，実質的にも定量的にも個人の暦年齢から予想されるものよりも下回り，学習や職業の実績や，あるいは日常生活の活動に深刻な影響を及ぼす。これらは，個人管理の標準化された達成評価や包括的臨床的アセスメントによって確認されているものである。17歳以上の個人は，学習困難の書類上の記録を標準化されたアセスメントの代わりとして用いてもよいかもしれない

表 1-10.（つづき）

C．学習困難は，学童期に始まるが，損なわれた学業的スキルに対する要求が本人の能力の限度を超えるまでは，十分には明らかにならないかもしれない（例：時間制限のある試験，厳しい締切内での長く複雑なレポートを読んだり書いたりすること，特別に重い学習的負荷など）

D．学習困難は，知的能力障害，不正確な視覚，聴覚の鋭敏さ，その他の精神的あるいは神経学的障害，心理社会的逆境，学業的指導により言語が十分熟達していないこと，不適切な教育的指導などによっては，うまく説明できない

（以下省略）

**発達性協調運動症**

A．協調運動スキルの習得と実行が，その人の暦年齢やこれまでのスキルの学習や使用の頻度に応じて期待されるものよりかなり下のレベルである。困難さは「不器用さ」（例：物を落としたり，何かに衝突したりする）と同時に「のろさ」と運動スキル実行時の「不正確さ」（例：物を受け止める，はさみやナイフ・フォークを使う，手書きする，自転車に乗る，スポーツに参加する）として現れる【運動】

B．診断基準 A の運動スキルの著しく不十分な状態は，暦年齢相応の日常生活活動に著しく持続的な影響を与えており（例：セルフケア，自己管理），学業／学校での生産性，職業的活動，余暇活動，遊びに強い影響を及ぼしている

C．発達段階の早期に症状は始まる

D．運動スキルの著しく不十分な状態は，知的能力障害（知的発達症）や視覚障害ではうまく説明できず，運動が損なわれる神経学的疾患（脳性麻痺，筋ジストロフィー，変性疾患）によるものではない

このように教育の分野での LD に比べると，医学の分野での LD は範囲が狭く，「読字」「書字表現」「算数能力」の問題が中心となる。いくつか

の問題が重なって現れることが多いため，DSM-5 では上記のように読字の障害，書字表現の障害，算数能力の障害を分けずにすべてを「限局性学習症（specific learning disorder）（DSM-IV-TR では learning disorders と複数形になっている）」としているが，診断の最終段階でそれぞれの障害があるかどうかを特定するようになっている。

　成人期になると，学習上の問題が，仕事上の問題に代わってくる。DSM-5 にもこれまでの学習と日常生活上の問題に加えて，職業上の問題が取り上げられている。17 歳以上になると，学習の困難が記載された既往歴がアセスメントの代わりとして用いられる。

　他の神経発達症群との合併がなく，うつや不安の二次障害もない純粋な LD は，行動上の問題が生じることが少ないため，成人期に精神科臨床にあらわれることはまれである。DSM-5 では，話す・聞くなどの問題は，「コミュニケーション症群（communication disorders）」に分類されるが，ASD のコミュニケーションの問題とかぶる部分が多いため，この本では独立して取り上げることは行わない。またコミュニケーションの問題は認められず，社会性の問題，視空間認知の問題，音楽能力の問題，不器用さの問題などがみられる LD を「非言語性 LD」と呼ぶ場合があるが，その対応はほぼ ASD と重なるものと思われるため，この本では取り上げない方針である。

　また成人期の DCD の問題も重要である。物を落としたり，何かにぶつかったりするような「不器用さ」や，作業時の「のろさ」「不正確さ」は，成人になると職業上の問題として大きく影響してくることになる。

　この本では，セルフケアや体調管理の問題（DSM-5　DCD　B 項目との関連）も重要視しているため，前述の，固有受容覚，前庭感覚，さらには温度覚，痛覚，尿意・便意，疲労感覚などの感覚の問題と合わせて，DCD とその他の身体的問題を「身体・運動の問題」としてカテゴライズする。LD・DCD 傾向の人だけではなく，他の発達症の人も「体調管理の問題」を抱えている。季節に合わせた適切な衣類の洗濯ができず，風邪な

どの感染症にかかりやすかったり，適切な休息がとれず頭痛や肩こり，眼精疲労などに悩まされたり，自分の体質に合ったものが判断しにくく（あるいはもっと生物学的な要因があるかもしれないが），アレルギー症状が出やすかったりする。

また，この本では成人期にもみられるチック（DSM-5のチック症群）の問題も，「身体・運動の問題」の中に含めている。

**表1-11**にこれらの症状が幼児期・児童期と成人期でどのような形でみられるかを示す。

表1-11．幼児期・児童期と成人期の学習の問題と身体・運動の問題

| 幼児期・児童期 | 成人期 |
| --- | --- |
| （読字）<br>• 音読が苦手<br>• 漢字の読みが苦手<br>• 読んでいても頭に入らない | （読字）<br>• 黙読が苦手<br>• 文章がすぐに頭に入らない<br>• 視覚的選択注意の問題<br>• 英語のリーディングが苦手 |
| （書字）<br>• 鏡文字<br>• 漢字を書くときへんとつくりのバランスが悪くなる<br>• 作文が苦手 | （書字）<br>• 字を書くことに苦手意識が強い<br>• アルファベットを書くことが苦手<br>• 誤字脱字が多い<br>• 文章を書くことが苦手 |
| （算数能力）<br>• 計算が苦手<br>• 繰り上がり，繰り下がりがわからない<br>• 文章問題が苦手<br>• 図形問題が苦手 | （算数能力）<br>• 計算に時間がかかる<br>• 暗算ができない<br>• 数字への苦手意識が強い<br>• 図形を書くことが苦手 |

表 1-11. （つづき）

| 幼児期・児童期 | 成人期 |
|---|---|
| （身体・運動の問題）<br>• 不器用（物を落とす，何かにぶつかるなど）<br>• 図工，楽器演奏，理科の実験，技術・家庭科などが苦手<br>• 体育が苦手<br>• 体調が悪く学校を休む<br>• チック | （身体・運動の問題）<br>• 不器用（物を落とす，何かにぶつかるなど）<br>• 作業が苦手（速度が遅い，不正確など）<br>• 体調不良を起こしやすい（感染症にかかりやすい，頭痛などの症状が出やすい，アレルギー症状が出やすいなど）<br>• 疲労感がたまりやすい<br>• チック |

# 4．発達症の有症率

## (1) ASD の有症率

　自閉症児その周辺の状態も含め，1960年代は小児の0.04-0.05％をしめるにすぎないと言われていたが，その後診断概念の広がりもあり，報告される有症率は近年急激に高くなっている。

　2009年に発表された英国の学校ベースで行われた大規模調査では，自閉症スペクトラム状態（autism-spectrum conditions）の有症率は1.57％と推測されている[17]。また，2011年のイェール大学が協力した韓国の子ども数万人を対象とした調査報告によると，「autism spectrum disorder」の推定有症率は2.64％とされた[18]。これらの研究では，現在最も信頼されている診断法として，主な養育者から発達歴を時間をかけて聴取する構成面接（ADI-R）と観察や質問から当事者を直接的に評価するシステム（ADOS）が採択されており，データの信頼性は高いものと考えられる。また世界的に大きな影響力を持つ米国の疾病管理予防センター

(CDC) は，2008年の時点での8歳児の「autism spectrum disorder」の推定有症率は1.13%（1/88）と報告している[19]。

以上のような研究から，現在ASDの有症率は1%以上と推定されることが多く，診断技術の向上や治療者の経験の累積から，これまで未診断であったケース，特に高機能のケースや女性のケースがASDとして認識されるようになったものと考えられている。この背景には診断概念の拡大と，PDD-NOSなどの解釈次第で幅広く取れる診断基準のあいまいさの影響があるとも言われている。

またASDの概念の浸透とともに，精神医学の領域での診断も一部変化してきており，これまで統合失調症と考えられてきたケースがASDと診断されたり，うつ病や不安症，パーソナリティ障害などの背景にASDが存在することが指摘されたりすることが増えてきている。

青年期・成人期のASDの有症率については，英国の研究で0.98%（95%信頼区間0.30-1.65）で，幼児期と大きな違いはないという報告がある[20]。

### (2) ADHDとLDの有症率

ポランクジック（Polanczyk）らの概説[21]によると，児童思春期のADHDの有症率は，5.29%と言われている。また成人まで半数以上は診断可能の状態として残るという推測がなされている。そうすると成人のADHDの有症率は大体3-4%程度，ということになる。

2006年から2010年の米国の国家的健康面接調査を用いた研究[22]では，LDが7.8%（他の発達症との合併例を除くと5%），ADHDが7.9%（自閉症合併例を除くと7.3%），自閉症が0.9%（知的障害の合併例を除くと0.5%）という数値が示されている。

これらの検討から，発達症の子どもはおよそ10人に1人はいるのではないか，と言う研究者もいる。文部科学省が2012年に実施した「通常の学級に在籍する発達症の可能性のある特別な教育的支援を必要とする児童生徒に関する調査」の結果では，通常学級の生徒の約6.5%程度が，発達

症の傾向を有することが示されている。このようなことから成人でもかなり多くの人が発達症の特性を持つ可能性があると考える。

### (3) 併存と鑑別

またASD，ADHD，LDの3つはそれぞれが非常に併存しやすいということが様々な報告からわかっている。前記の通り，医学的にはADHDとLDは，MBDと言われていたグループが行動の問題と学習の問題に分けてとらえられたという経緯もあり，併存例が多い。またADHDの子どもの65-80%は何らかのASD的問題を持つとする報告もある[23]。もともとADHDやLDと言われていた子どもが，成人となってASDと診断されるケースも増えている。この本では，主診断は何かということは明確にする必要があると考えるが，症状レベルでは，残り2つの状態でみられる症状も併存している可能性があるため，包括的に把握していくスタイルをとる。

ただし，症状レベルでも鑑別が難しい状態もある。ASDらしき症状が，実はADHDから来ている場合もあり，またその逆もありうる。表1-12にそのような状態をまとめているので，参考にしていただければと思う。表面的には似ている症状でも，どちらの発達症の特性から来ているものなのか，鑑別をしていく必要がある。

表 1-12. 症状の背景にある特性からみた ASD と ADHD の違い（太字は観察された状態の一般化解釈）

| 観察された状態 | ASD | ADHD |
|---|---|---|
| 空気が読めない | **社会的常識感覚の質的変化，共感性のなさ**（社会性） | 衝動的言動により，空気が読めない，社会性がないと言われる。反省するがまたやってしまう（衝動性） |
| 人の話を理解していない | **社会的コミュニケーションの問題**（コミュニケーション） | 不注意により話が十分頭に入っていない（不注意） |
| こだわりが強い | **興味の限定，変化を嫌う傾向**（想像力） | 好きなことに対する過集中，趣味への没頭（不注意） |
| 感覚過敏 | **感覚過敏・鈍麻と回避・没頭が起こりやすい**（感覚） | 衝動性でちょっとした感覚刺激に反応する（衝動性） |
| ぼーっとしている | 自分の世界に没入した状態で，周囲の情報が入ってこない。注意のシフトがうまくいかない（社会性，コミュニケーション） | **不注意ミスが多い。注意の持続が困難。注意の転動性が著しい**（不注意） |
| きれやすい | 正当性，優位性，平等性などへのこだわりがあり，それに反する状況で感情が爆発する（社会性，想像力） | **衝動性のため感情のコントロールが困難**（衝動性） |

また，ASDとADHDでは併存・鑑別が問題となる診断も若干違ってくる。**表1-13**にそれを示す。こちらも鑑別時に若干の参考になればと思う（p.78-83も参照）。

表1-13. 併存・鑑別が問題となる診断からみたASDとADHDの違い

|  | ASD | ADHD |
| --- | --- | --- |
| 精神病圏 | 統合失調症 | 双極性障害 |
| パーソナリティ障害圏 | シゾイド，統合失調型，境界性（精神病症状や解離がみられるタイプ），回避性，強迫性 | 反社会性，境界性（衝動性が強いタイプ） |
| 抑うつ圏 | うつ病，持続性抑うつ障害 | うつ病，持続性抑うつ障害 |
| 神経症圏 | 不安症群（社交不安症，パニック症，全般不安症），適応障害，強迫症，解離症群，心的外傷後ストレス障害，身体症状症および関連症群 | 不安症群（パニック症，社交不安症，全般不安症），適応障害，身体症状症および関連症群，強迫症 |
| その他 | 睡眠-覚醒障害群，神経性やせ症，性別違和 | 睡眠-覚醒障害群，神経性過食症，物質関連障害および嗜癖性障害群（アルコール使用障害，ギャンブル障害など），秩序破壊的・衝動制御・素行症群 |

筆者は鑑別を行う際に，ASDは「社会的認知やコミュニケーション形態，感覚などの異質性」，ADHDは「注意や行動，感情などの制御不良の過剰性」がポイントと考えている。ASDは対人相互反応やコミュニケー

ションの質的障害が問題と考えられており，異文化人，異星人的な感覚を有していると表現される場合もあるため，「異質性」についての判断は大切であると思う。またADHDは，通常の状態に比べて不注意や行動のコントロール不良の状態の頻度が多すぎたり，程度がひどすぎたりするため，ASDと比較すると「過剰性」という点が診断のポイントになるのではないかと思う。

以上のようなことを念頭に置いて，ASDとADHDのどちらに該当するのか，あるいは併存するとしたらどちらが主診断であるのかを，十分な診断面接を行い，検討していく必要がある。

※**表1-12**，**表1-13**は，筆者の臨床経験をもとに作成したものであり，エビデンスのあるものではありません。

## この章のまとめ

- ASD，ADHD，LD（+ DCD）の概念の変遷と，現状での診断に必要な幼児期，成人期の症状を示した。
- 発達症の有症率は，一般の理解よりもかなり多いことが推測されている。このことは告知を行う場合にとても重要な情報となる。

## コラム  All Pandas Have ASD

　数年前に,『All Cats Have Asperger Syndrome』という本が,海外でベストセラーになった。この本は写真集の形式で,かわいい子猫たちの写真と,それに添えられた短い文章でできている。

　猫は確かにASDとの共通点が多い。しかし私に言わせれば,パンダも負けず劣らずASDらしい面を持ち合わせている。以下にそれを示す。

#### ・社会性の問題

　パンダは,孤独な生き物である。大きくなると兄弟でも同じカテゴリで生活したくない様子である。パートナー探しも大変で,異性とうまくやっていくこともなかなか難しい。動物園でもメイティングにかなり苦労している,と聞く。その影響もあり,絶滅の危機に瀕している。

#### ・コミュニケーションの問題

　地域によって鳴き声の解釈が違うらしく,同じ地域のパンダには通じる鳴き声も,地域が違うと通じないらしい。

#### ・限定された興味→偏食

　パンダが竹を中心に食することは有名である。人間から見ると著しい偏食と感じられる。パンダは肉食が多いクマ科であるが,遺伝子解析より進化の過程で肉のうま味を感じる機能を

失っている可能性が指摘されている。

・**独特の個性？**
　パンダは世界三大珍獣のひとつであり，白と黒のツートンカラーで，一見ぬいぐるみと間違うような外観をしている。また「第6の指」「第7の指」と呼ばれる2つの骨を使って物をつかむことも知られている。このように大変珍しい特性を持っており，とても個性的な生き物である。

　以上のように，ASD的な傾向を持つ（と私が勝手に判断している）パンダであるが，かわいらしい外見をしているために，写真集もたくさん出版されている。『All Pandas Have ASD』という写真集ができたら，パンダ好きな子どもにASDを紹介しやすいと思うがいかがだろうか？

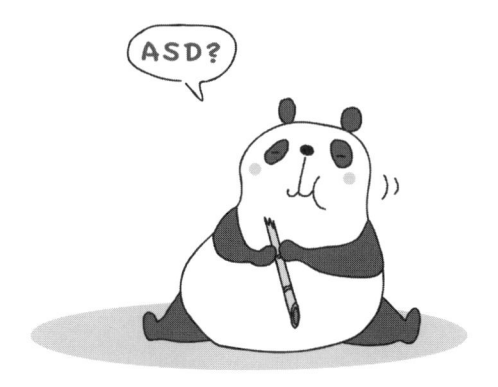

# 第2章

# 検査・評価・診断について

## 1．診断に必要なツール

　成人の発達症の診断に必要なツールについて，特に，長崎大学病院精神科神経科（以下「当科」とする）で使用しているものを中心に以下に紹介する。

### (1) 発達症全体の評価

#### 1) WAIS-Ⅲ（ウェクスラー成人知能検査第3版）

　ウェクスラー成人知能検査第3版（Wechsler Adult Intelligence Scale-Third Edition）は，言語性IQ，動作性IQと全検査IQを測定するための検査である。（日本では日本文化科学社より出版）

　言語性検査としては「知識」「理解」「算数」「類似」「単語」「数唱」「語音整列」，動作性検査として「絵画完成」「符号」「積木模様」「行列推理」「絵画配列」「記号探し」「組合せ」がある。また言語理解（「単語」「知識」「類似」），知覚統合「絵画完成」「積木模様」「行列推理」，作動記憶（「算数」「数唱」「語音整列」），処理速度（「符号」「記号探し」）の4つの群指数が設定されている。

　それぞれの項目の点数化も大切であるが，筆者らはWAIS-Ⅲ施行時に，「WAIS-Ⅲでの発達症の行動特性評価表」（巻末**付録1**〔p.174〕参照）

を用いて行動観察を行い，同時にASD，ADHD，LD傾向を評価している（本書では，通常ASDの行動特性と考えられているものも，一部はADHDやLDの項目として記載している）。WAIS-IIIの正式なやり方と異なり，発達症特性がみられる状態でもう少し時間をかければそれがより明確になる場合には時間を延長することもあり，また必要な部分ではなぜそのように考えたのかを詳細に尋ねて，発達症特性についての情報を得ている。これにより，知的能力のかたよりだけではなく，被検者の行動観察からその発達症特性のチェックが可能となる。検査結果を伝える文書にもそれを盛り込むようにしている。

また，既にWAIS-IIIを他の施設で行っているため，他の心理検査で行動観察を行うときのために「心理検査での発達症の行動特性評価表」（巻末付録2〔p.178〕参照）を用意している（※これらの評価表はよこはま発達クリニックで行われている自閉症の評価セミナーで教えていただいたことを参考にさせていただきました）。

## 2) DISCO (The Diagnostic Interview for Social and Communication Disorders)

DISCOはローナ・ウィングらにより開発されたASDを中心とした発達症の診断・評価のためのツールである。DISCOは発達症の診断のために重要と思われる項目が約400項目にわたって設定され，支援プログラムの作成に必要な情報を系統的に得ることができる。DISCOは，ASDを主なターゲットとしているが，包括的に発達歴を聴取するため，その他の発達症についての評価にも役立つ。もし時間があれば，診断困難なケースにはDISCOを用いることが望ましい。ただし項目数が多いために，筆者はなかなか診断がつきにくいケースに限って用いている。

※使用するためには，よこはま発達クリニックで行われている「医師のためのDISCOセミナー」を受講する必要があります。

## (2) ASD についての評価

### 1) ADI-R (Autism Diagnostic Interview, Revised) と ADOS-2 (Autism Diagnostic Observation Schedule-2)

Western Psychological Services (WPS) により，米国で出版されている診断のためのツールである。ASD は，ADI-R によって主な療育者からの情報を聴取し，ADOS によって本人を直接観察し評価することにより，診断される。

※日本では金子書房から ADI-R が出版されていますが，使用のために講習を受けなければなりません。

### 2) PARS (Pervasive Developmental Disorders Autism Society Japan Rating Scale：広汎性発達障害日本自閉症協会評定尺度)

日本自閉症協会が中心になって開発したツール（スペクトラム出版社より出版）。ADI-R のように主な養育者から，幼児期ピークと現在の症状を聴取していくツールであり，筆者は ADI-R の代替的使用を行っている。ただし作成委員会からは，PARS は診断のためのものではなく支援プラン作成のためのものであるということが伝えられている。PARS も講習を受けてから使用する方が，より適切な評価ができるものと思われる。

### 3) ASSQ-R (The High Functioning Autism Spectrum Screening Questionnaires-Revised)

ステファン・エーラス (Stephan Ehlers)，クリストファー・ギルバーグ (Christopher Gillberg)，ローナ・ウィングらが作成したもので，高機能自閉症のスクリーニングを家族や教師の評価で行うものである（日本語版は，平成 14 年度科学研究費補助金報告書「自閉症児・ADHD 児における社会的障害の特徴と教育的支援に関する研究　自閉症と ADHD の子どもたちへの教育支援とアセスメ

ント」の「高機能自閉症スペクトラム・スクリーニング質問紙（ASSQ）について」〔井伊智子ら〕より）。

　家族が遠方に住んでいて来院できないときなどに，郵送でお願いする場合がある。7-16歳の状態を評価するものであるため，成人の場合では，当科では小学生，中学生の状態を思い出して記載してもらうようにしている。

### 4) AQ-J（Autism-Spectrum Quotient Japanese Version：自閉症スペクトラム指数日本語版）

　知能が正常域の成人のための，自己評価式のASD傾向のスクリーニングツール。バロン-コーエン（Baron-Cohen）らが作成し，訳としては若林明雄が中心となって訳されたものと，栗田広が中心となって訳されたものとがある。当科では栗田のバージョン[24]を使用している。

　当科では点数だけを見るのではなく，「1」や「4」の回答についてなぜそのように回答したかを具体的に質問していくことで，より広範囲の情報を得ている。

### 5) 紙芝居形式による「心の理論」高次テスト（日本版）[35, 36]

　本来子ども用のテストだが，最近当科では成人にも使用している。通常使われる「サリー・アン課題」では特に問題なく回答できても，この紙芝居形式による「心の理論」高次テストは，枚数がかなり多いため（パイロット版では数十枚），ASD者では定型発達に比べて時間が長くかかったり，だんだんうまく回答できなくなったりすることも多い。また表情認知がうまくいっているかどうかを確かめることができたり，「どうして〜になったのですか？」というオープン・クエスチョンで書字能力や作文能力を評価できたり，巻末（**付録8**〔p.205〕参照）に示したものと別のバージョンでは話の種類を「ひにく」「うそ」「つみのないうそ」などから選択してもらうことで場面の認知ができているかどうかを評価できたりするた

め，通常の「心の理論課題」よりはるかに多くの情報が得られる。

※作成された伊藤斉子先生（兵庫医療大学 リハビリテーション学部 作業療法学科 准教授）のご厚意により，巻末にその一部を収載させていただきました。


6) 比喩皮肉文テスト(Metaphor and Sarcasm Scenario Test : MSST)

高機能ASDの診断補助のためにつくられたツールで，名前の通り，比喩や皮肉についての理解を評価するもの。桃井真里子らにより開発された（社会技術研究開発事業　追跡調査報告書「発達障害の遺伝的要因と環境要因の相互作用に関する研究」より）。心の理論は通過していても，こちらの方はうまくできないASD者もいる。


7) 社会的常識テスト

ウタ・フリス編著『自閉症とアスペルガー症候群』（東京書籍）の中で，マーガレット・デューイらによって作成された「社会的常識テスト」が紹介されている（p.318の8行目—p.324の3行目）。当科ではこの社会的常識テストを使用し，ASDの診断に役立てている。他のテストで特に所見が得られなかった対象者でも，この検査によってASD傾向が確認できた人も多い。ただし，偽陽性となる率も高いので注意が必要である。

このテストは，なぜそのような回答が出てきたかを直接対象者に確認し，そこからASDの傾向があるかどうかを判断するもので，はっきりとした正答，誤答はないものが多い。そのため誤答の数をカウントすることは意味がないが，一般的に多数派の回答と思われるものを以下に記す。

以下，（　　）の順番に沿って解説する。

※問題文についてはウタ・フリス編著『自閉症とアスペルガー症候群』（東京書籍）をご参照ください。


ストーリー1．スーパーマーケットで
- 女性の立場からするとかなり困った行動なので，CかD（女性が気付

- 決まりを守ることに固執する ASD の人は、C か D と答えるかもしれない。定型発達では、そこまで決まりに固執する必要はないと考えたり、もしかしたら後をぴったりつけられている女性が、ロバートを振り切るためにそのような行為をしたかもしれないと推測したりするため、A か B が多い。
- 女性の立場からすると、正当な反応である。A（場合によっては B）が適当と思われる。ASD 者では、警察を呼ぶということに反応してショッキングと考えてしまい、C か D とつけてしまうこともある。

補足：日本では、通常裸足でスーパーマーケットに入る人はいないが、米国の海岸沿いの地域では、極端にまれなことではないのかもしれない。

他者の視点で考えることができるかどうかがこの問題のポイントである。

### ストーリー2．エレベーターで

- 見知らぬ人から話しかけられるときに天気の話をするのは、おそらく米国では日本よりも一般的な出来事だろうと推測できる。A（または B）が適当と思われる。
- 見知らぬ人にくしを借りるという行為は、通常ではありえないがショッキングというほどではない。B か C が多数だと思われる。

補足：はじめの（　　）と後の（　　）では、後の方がより常識から外れているという評価になるべきであり、両者を同等に評価しているのは問題がある。

### ストーリー3．公園で

- ASD 者は、サンドイッチをちぎって地面にまくのは公園の衛生や美観の観点からよくないと考えるかもしれない。定型発達者は A また

- 知らない人が突然赤ん坊のおむつを開いていたら，母親にとってはかなりショッキングな状況と思われる。DまたはCが適当と思われる。ASD者は，キースの視点で考えてしまう場合もありキースにとっては正当な理由があるためAまたはBとつけることがある。
- 補足：はじめの（　　）と後の（　　）では，後の方がより常識から外れているという評価になるべきであり，両者を同等に評価しているのは問題がある。

### ストーリー4．忘れていた名前

- 名前を書き忘れることは，社会人として問題があるが，多くの人はありうることと考える。定型発達ではAかBが多数派である。ASDの人の一部には，ショッキングなことと考える人もいる。
- 無断で人の引き出しを覗くことは，道徳的にも法律的にも問題があることに定型発達の人は気付くので，CかDが多数派である。
- 依頼者を名前で呼ぶことは不自然であるため，CかDという回答が多い。
- 補足：一部の人は，ASDかそうでないかにかかわらず，米国ではファースト・ネームで呼び合うのが一般的という考えから，AかBとする人もいる。

### ストーリー5．飛行機内で

- 時間のないときに朝食を抜くことは，ありうることなのでAが一般的である。ASD者で幼少時より朝食の重要性を教えられてきた人は，CかDと答えることがあるかもしれない。
- 文脈から突然知らない人にお願いしているように感じられる。CかDが一般的である。

### ストーリー6．ディナーへの招待

- 事前に食べられないものを招待主に伝えることは常識的であると考えられ，健常発達の人はほとんどが A と答える。
- また紹介を受ける前から食事の時間を尋ねることは一般的には失礼にあたるため，B か C が多数であると思われる。
- 招待されて，食事が始まる前に持参した食べ物を食べ始めるのは常識に反している。C（D や B もありうる）が多数であると思われる。
- 最後の（　）も明らかに常識から外れているため，C か D が一般的と思われる。

### ストーリー7．禁じられた食べ物

- 2つの（　）とも，糖尿病の人が自己の病気をうまくコントロールできている例であるため，A という評価が一般的である。ASD の人にとってみたら，このような自分が損をするようなコントロール方法は，奇異に感じられるかもしれない。人との会話を楽しんだことが，ASD ではあまりプラスに感じられない場合もある。

### ストーリー8．昼休みの仮眠

- 一般的には，1番目と2番目の（　）は屋外での出来事で，フランクが通常行っていることなので，A とするのが妥当である。
- 3番目，4番目の（　）は，一応奥さんから入っていいと言われているので，健常発達の人でも A から C まで意見が分かれる。5番目以降の（　）は，奥さんに断りなく，一連のことを行っているので，C（または D）が一般的である。

　筆者らも，マーガレット・デューイらにならって，「社会的常識テスト（長崎大学バージョン）」を作成してみた（巻末**付録3**〔p.180〕参照）。
　以下に評価のポイントを挙げる。少数派回答があれば，社会的常識感覚

のずれがある可能性があるため，面接時になぜそのように思ったのか尋ねてみて，発達症特性があるかどうか確かめる。その人なりの一応了解できる回答が返ってくれば，その人の個性と考える。

1. **バーベキューパーティー**（p.180）：おじさんの視点で山田君の行動を評価できているかをみる。
   - ブランク1：Aが多数派回答で，Bもありうる。C，Dは少数派。
   - ブランク2：Aという回答は少数派。
   - ブランク3：A以外は少数派。
   - ブランク4：C，Dが多数派回答。A，Bは少数派。
   - ブランク5：Dが多数派回答。A，Bは少数派。

2. **彼のおうちへ**（p.181）：初めて行く交際相手の家でのふるまいについて，社会的常識感覚を尋ねる。
   - ブランク1：A以外は少数派。
   - ブランク2：Bが多数派。Cもありうる。Aは，初めて来た家で，「お母さん」の背中を押すようにして台所に入るのは，ちょっと行きすぎ，という人が多い。
   - ブランク3：A以外は少数派。
   - ブランク4：A以外は少数派。
   - ブランク5：Cが多数派。Aは明らかに少なく，Bもやや問題がある。
   - ブランク6：C，Dが多数派。A，Bは明らかに少数派。

3. **コンビニでアルバイト**（p.181）：ある程度自分の裁量で処理できるトラブルで，過剰に「正しさ」にこだわる傾向があるかどうかをみる。その人のアルバイト経験や，金銭に関する考え方によっても回答が変わってくるので，なぜその回答になったのか，理由を尋ねる。
   - ブランク1：これは，その人の感じ方によりA-Dのすべてがありう

るが，Dは少ない。
- ブランク2：Bが多数派で，Aも比較的多い。Cは比較的少なく，Dは少数派と思われる。
- ブランク3：Bが多数派で，Aも比較的多い。Cは比較的少なく，Dは少数派と思われる。

4. **卵白アレルギー**（p.182）：話がうまく伝わっていなかったときの社会的な対応についてみる。
- ブランク1：A以外は少数派である。
- ブランク2：A–Dすべてがありうるが，Dは上司の奥さんの視点からみることができていない可能性がある。
- ブランク3：Aが多数派で，Bもありうるが少ない。C，Dは少数派である。
- ブランク4：A以外は少数派である。

5. **残業ノート**（p.182）：職場で他の人の不正を発見したときの対応で，過剰に反応していないかどうかをみる。
- ブランク1：これまでの職場体験によって，A–Dのどれもありうるが，A，Dは比較的少ないと思われる。
- ブランク2：C，Dは少数派である。
- ブランク3：Aが多数派と思われる。C，Dは少数派である。
- ブランク4：みんなが見るノートなのに，ふせんをはって指摘するのはやりすぎ，という感覚を持つ人が多い。A，Bは少数派である。
- ブランク5：A，Bは少数派であるが，ブランク4よりもさらにやりすぎという感覚が強くなるのが一般的である。

6. **犬と遊んで**（p.183）：知らない人が飼っている犬に対して，飼い主の気持ちを配慮できるかどうかをみる。

- ブランク1：自分の思い込みで呼びかけを行っているので，少し行きすぎているという感じを持つ人が多い。A は比較的少なく，B が多数派であるが，C もありうる。
- ブランク2：犬を飼っている人の中には，自分の犬を触られることに抵抗を持つ人もいるが，その配慮ができていない。A は比較的少なく，B が多数派であるが，C もありうる。
- ブランク3：A 以外は少数派である。
- ブランク4：A, B は少数派で，C, D が多い。

7. **たばこの投げ捨て** (p.184)：正義感へのとらわれや怒りのコントロールについて評価する。
- ブランク1：D は少数派である。A の回答の人には，実際にクラクションを鳴らすかどうかを尋ねてみてもよい。
- ブランク2：A-D どれもありうるが，B が多数派である。A と回答した人は，怒りのコントロールの問題があるかもしれないため，普段からそのようなことをしているかどうかを尋ねてみる必要がある。
- ブランク3：接着剤ではりつけるのは場合によっては「器物損壊罪」で訴えられる可能性もあり，明らかにやりすぎなので，ブランク2の回答よりも D 寄りになることが一般的である。A, B は少数派である。

8. **レジに並ぶ** (p.184)：社会的な場面での他者の気持ちを配慮しつつ，必要な主張や優先すべき行動ができるかどうかをみる。
- ブランク1：A, B が多く，C, D は少数派である。
- ブランク2：A が最も多く，C, D は少数派である。
- ブランク3：A が多数派であるが，B もありうる。C, D は少数派である。

社会的常識テストは標準化されたものではないため，上記の「少数派」「多数派」という表現もひとつの目安として考えていただければと思う。気になる回答があったら，そこを重点的に質問することで社会的常識感覚のずれを同定していくのが適切な使用法である。

### (3) ADHDについての評価

当科では以下のような診断，評価のためのツールを使用している。

### 1) CAADID (Conners' Adult ADHD Diagnostic Interview For DSM-IV)

DSM-Ⅳの基準に従って，ADHDの診断を行うツールである。

「パートⅠ　生活歴」では，対象者の家庭・学校・職場での様子や，成育歴，既往歴などの生活歴を詳細に記述してもらう。

「パートⅡ　診断基準」では，成人期と小児期の両方における評価を行う。

（金子書房より出版）

### 2) ADHD-RS- IV (ADHD Rating Scale- IV)

ADHD-RS-Ⅳは，『診断・対応のためのADHD評価スケール ADHD-RS』というタイトルで日本語版が出版されている（ジョージ・J・デュポールら著，明石書店）。基本的に5-18歳のADHD症状を評価するものである。

成人に使用する場合，筆者は，家族から児童期，青年期の情報を得るために用いている。

### 3) CAARS (Conners' Adult ADHD Rating Scales)

18歳以上の対象者の現在のADHD症状を評価する。自己記入式，観察者評価式があり，ともに66項目の質問に4段階で回答する。「ADHD指標」は治療を行うかどうかの判断に役立つ。（金子書房より出版）

## (4) LDのための諸検査

### 1) DN-CAS（Das-Naglieri Cognitive Assessment System）

通常は WAIS-III を行うが，既に他の施設で WAIS-III が行われているときに，「心理検査での発達症の行動特性評価表」（巻末**付録2**〔p.178〕参照）による行動評価のために使用する（ADHD にも同様の場合に使用している）。本来17歳11カ月までであるが，当科では成人にも使用している。「プランニング」「注意」「同時処理」「継次処理」の4つの認知機能（PASS）の側面から評価を行う。（日本文化科学社より出版）

### 2) LDI-R（Learning Disabilities Inventory-Revised）

広義のLDの評価スケール。指導者や専門家によって評価される。成人では，小中学生の学習の状況を様々な資料から判断して評価する。

基礎的学力の8領域「聞く，話す，読む，書く，計算する，推論する，英語，数学」，行動・社会性の2領域「行動，社会性」を評価する。

「基礎的学力」では，小学校の勉強に加えて，中学校領域の「英語」，「数学」が評価として入る。「行動・社会性」では，ADHD傾向やASD傾向も評価できる。

（日本文化科学社より出版）

## (5) 環境要因の影響の評価

発達症の一部は，虐待などによって起こる反応性アタッチメント障害や，心的外傷の影響による複雑性PTSDなど，心理的要因によって起こる状態と鑑別が困難なケースもある。児童虐待の報告は年々増加しており，大きな社会問題となっている。虐待を受けた子どもは，不安，抑うつ，解離などの症状とともに，反応性アタッチメント障害を背景とした発達症様の症状が長期間続くことがあると言われている。最近ではこれらの症状の背景にDNAメチル化などの生物学的変化が生じているのではない

かということが言われ，話題になっている。

　当科では診断を行う際に，虐待の可能性があるケースには，以下に示すような投映法や，心的外傷の評価スケールを使用するようにしている。このような環境要因があったからといって，発達症が否定できるわけではなく，発達の問題があったために母親から虐待を受けたケースもある。発達症児だったのか被虐待児だったのか，と二者択一で考えるよりも，どちらもありうると考えることが妥当であろう。

### 1) ロールシャッハテスト，樹木画，家族画

　被虐待体験がある子どものロールシャッハテストでは，R が少ない，反応遅延や反応拒否，頻回なカード回転がみられる，F+% が低い，M や H が少ない，FC や CF が少ない，などの所見がみられる[25]。成人でもこれらのことを参考にして評価する。

　樹木画では，線の太さ，上下左右へのかたより，節穴の存在などに注目して検討する[26]。

　また家族画では，加虐待者の大きさ，本人との位置関係などが重要となる[27]。

　ちなみにこれらの投映法では，細部へのこだわりや中心性統合の問題など，ASD の傾向も同時に評価できる場合もある。

### 2) TSCC (Trauma Symptom Checklist for Children)，
### 　　TSCC-A （※「A」は alternate 44-item version の意）

　TSCC は 54 項目からなり，6 つの臨床尺度（不安尺度，抑うつ尺度，外傷後反応尺度，怒り尺度，解離尺度，性的関心尺度）から構成されている。TSCC-A は性的関心尺度を除いた 44 項目となっている。包括的に心的外傷とその周辺症状を評価できるスケールである。（サクセスベル株式会社より入手できる）

## (6) 脳の器質的問題の評価

神経発達症では脳波や脳画像の異常所見がみられる場合もあり，脳器質的疾患をベースとして神経発達症類似の症状が出現している可能性もあるため，脳波検査，MRI撮影，血液検査などを行う。

表2-1に当科で成人の発達症のために筆者らが，通常使用している評価スケールや心理検査を示す。これで十分とは言えないが，診療時間内で無理がないように考えて使用している。

表2-1．長崎大学病院精神科神経科で筆者らが行っているおとなの発達症のための検査

---

1. **ASDの診断のための検査**
   (1) ウェクスラー式知能検査（WAIS-III）
       本人の知能の検査，ASD特性についての本人の直接観察（各検査と休憩時間も含めた全体の評価）→ ADOSの代わり
   (2) PARS，ASSQ-R
       家族からの幼児期ピークと現在の情報を聴取 → ADI-Rの代わり
       ASSQ-Rは中学生のころまでのことを家族に記入してもらい，スクリーニング的に使える
       PARSは支援プラン作成に役立つ
       ※必要があれば，その後ADI-RやDISCOを施行
   (3) 心の理論検査，比喩皮肉文テスト，社会的常識テスト
       本人のASD特性を評価する

2. **ADHDの診断のための検査**
   (1) ウェクスラー式知能検査（WAIS-III）
       本人の知能の検査，ADHD特性についての本人の直接観察（各検査と休憩時間も含めた全体の評価）
   (2) ADHD-RS-IV，CAARS観察者用
       ADHD-RS-IV，CAARS（観察者用）は家族（できれば教師も）から幼児期，学童期の情報を記入してもらう

表2-1.（つづき）

> (3) CAADID, CAARS本人用
>    本人のADHD特性を評価する
>
> 3. LDのための諸検査
>   (1) DN-CAS
>      客観的学習能力評価
>   (2) LDI-R
>      学習能力の自己評価
>
> 4. 不適切な環境の影響の評価
>   (1) ロールシャッハテスト，樹木画，家族画
>   (2) TSCC，TSCC-A
>
> 5. 脳器質的問題の評価
>   (1) 脳波
>   (2) 頭部MRIまたは頭部CT
>   (3) 血液検査（内分泌検査を含む）

## 2. 診断についての当科のシステム

### (1) 診断に至るまでの流れ

　可能であれば，受診前に連絡して，母子健康手帳，通知表（特に小学校低学年），幼少時に描いた絵，書いた作文，写真などを持ってきてもらう。時間がないときには，事前に自己記入式質問紙を郵送する場合もある。
　筆者は，成人の発達症疑いの方の予約が入った場合，初回診察で研修医や修練医に予診をとってもらい，その後本診に入る。

本診ではまずご本人に会い，その後ご家族から PARS や CAADID をとらせていただくことが多い。ここでどうしても情報が少ないと思った場合は，別に時間をとって DISCO，ADI-R などを使用する。

2 回目の来院のときは，臨床心理士により心理検査を行い，脳波検査，頭部 MRI 撮影などを行う。また 3 回目の来院のときに，診断と評価について説明を行う。

発達症の場合，状況や相手がかわれば表出される症状も変わってくるため，複数回医師と臨床心理士が対象者に会うことで，診断としては信頼性が高まるものと考える。遠方からでどうしても 1 回だけで診断をしてほしいという希望の方には，主として医師は家族から情報聴取を行い，臨床心理士は本人の検査を行うという形で，後日診断については報告書をお送りし，同時に電話でお伝えする，という方式を採る場合もある。

表 2-2 に筆者らが行っている診断の流れを示す。これを推奨するわけではないが，複数の日にちに複数の人間が，多方面から評価することで，それなりに診断の精度が増しているものと考えている。

表 2-2．長崎大学病院精神科神経科で筆者らが行っている診断までの流れ

- **予約時**
    初診時に，母子健康手帳，通知表（特に小学校低学年），幼少時に描いた絵，書いた作文，写真などを持ってきてもらうようお伝えする
    ↓
- **初回診察**
    待ち時間：自己記入式評価表，他者記入式評価表の記入をお願いする
    ASD が想定される人：AQ-J，紙芝居形式による「心の理論」高次テスト，比喩皮肉文テスト，社会的常識テスト，ASSQ-R を行う
    ADHD が想定される人：CAARS（自己記入式，観察者記入式），ADHD-RS-IV を行う
    ※時間が足りない場合は，持ち帰って次回までに記入してもらう。また途中から想定される診断が変わってくる場合もあり，そのときはすべて持ち帰って記入してもらう

表 2-2. （つづき）

> 予診：主訴，生活歴，現病歴を聴取，現在の状態の問題点の確認をする
> 本診：主として家族より，持ってきてもらった母子健康手帳や通知表などを参考にして発達歴を聴取，PARS，CAADID などを使用して，本人の診察をする
> ↓
> ・諸検査
> 　主として WAIS-III を施行
> 　検査時に行動観察を行い，成人の発達症のためのチェック表に記入する
> 　樹木画テスト，家族画テスト，ロールシャッハテスト，脳波，頭部 MRI，あるいは頭部 CT，血液検査などを必要に応じて行う
> 　今回行った検査と前回の評価表を採点，評価する
> ↓
> ・診断，告知
> 　診察の結果と心理検査の結果を合わせて，最も可能性のある診断を告げ，その人の特性に合うようにスライドを組んで，それを用いた告知を行う

　もちろんそれぞれの病院・クリニックで事情が異なっているであろうから，その病院に合わせてアレンジをしていただければいいのではないかと考える。たとえば，お一人で診療をされているクリニックの場合には，ASD 疑いであれば待ち時間に本人に AQ-J を行ってもらい，診察時にそれを見て面接を行い，できれば家族に PARS を施行して，三つ組の症状が幼少時から明らかに存在したかどうかを確認する。また ADHD 疑いであれば，待ち時間に本人と家族に CAARS を記入してもらい，本診のとき CAADID を行って，幼少時より DSM の 18 項目が閾値以上に存在したかどうかを確かめる。以上のような形で，やや簡便に診断に必要な情報が集められる。

## 3. 情報の整理

　情報の整理として，まず研修医あるいは修練医に，生活歴，家族歴，既往歴，現症をまとめてもらう。情報については必ず情報提供者がだれであるかがわかるように記述する。できれば同居している家族など，現在の受診者の状況をできるだけ把握している人物から情報を得るようにする。

　生活歴では，幼少時から転居がどのくらいあったか，主な養育者がだれであったか，学校生活はどうであったか（クラブ活動，いじめ，不登校，浪人，留年，中退など），成人してからは仕事の状況（転職，退職，解雇など），婚姻関係（恋愛結婚かどうか，別居，離婚，再婚など）などを尋ねる。あとの発達歴や成人期の状態の聴取ができやすいように，時系列をはっきりさせる。

### (1) 家族歴

　家族歴では，一般的に精神科的な診断を受けた人がいたかどうかを尋ねるのはもちろんのことであるが，周囲から変わっていると言われる人，対人関係に問題があった人，極端に無口な人，感情の起伏が激しい人，エネルギッシュすぎる人，おしゃべりすぎる人，仕事がいつもうまくいかない人などがいたかどうか，などについても尋ねていく必要がある。

### (2) 既往歴

　いわゆる心身症と呼ばれるもの（ストレスによる高血圧，虚血性心疾患，気管支喘息，胃炎，胃・十二指腸潰瘍，過敏性腸症候群，円形脱毛症，アトピー性皮膚炎，月経困難症など）や，糖尿病や痛風など，生活習慣がコントロールできないと増悪する身体疾患については，その背景に発達症が潜んでいる場合があるので，詳しく聴取する。

　脳炎・脳症の後遺症，頭部外傷後遺症，内分泌疾患，自己免疫疾患な

ど，発達症類似の症状が生じる場合のある疾患については，鑑別のために特に詳しく聴取する必要がある。

またADHDなどで不注意や衝動性から事故にあいやすい状態がみられるが，それも既往歴で尋ねておくことが必要である。

## (3) 成人期の症状の聴取

成人期の情報に関しても，できるだけ本人だけではなく，頻回に本人に接している家族や上司から話を聞くべきである。どうしても本人からしか情報が得られない場合は，特に診断については慎重になる必要がある。

### 1) 主訴

まず主訴を尋ねる。自分で悩んで来院を決意した人は，自分で訴えられるだろうし，家族が困って連れてきた人は，家族から問題点を示される。

- 本人からの訴え

  本人からの訴えとして，ASD傾向の強い人は，社会性の障害から家族や友人，職場関係（上司，同僚，部下，顧客）での対人関係の問題が中心になるだろうし，ADHD傾向の強い人は，不注意・実行機能障害や衝動性のため，仕事がうまくいかないという思いを持っている人が多い。またLD傾向のため，文書を読むのが苦手だったり，文書を書くのがうまくいかなかったり，とっさの計算ができなかったりで，困っている人もいる。また，感覚の問題，身体の問題，感情・行動のコントロールの問題，不器用さの問題などで，生活の困難さを感じている人もいる。

- 家族からの訴え

  家族からの訴えとしても，本人からの訴えと同様，対人関係の問題や就労についての問題が多い。一緒に暮らしていて普通ではないと感じる部分を，苦情を訴えるように率直に伝えてこられる場合が多い。本人に対してかなりネガティブな感情を持っている場合も多い。

## 2) 現症

現在の状態について，対人関係の問題，職業上の問題，日常生活の問題に分けて聴取する。

### a. 対人関係の問題

家庭内では特に両親との問題を抱える人は多い。幼少時から理解されなかった，あるいはずっと否定され続けてきた，という思いを持つ人もいる。ASDで社会性の問題が顕著な人は，親とも情緒的交流がうまく持てず，幼少時よりアタッチメント形成がうまくいっていないため，お互いに大きな壁を感じている場合がある。ADHDで不注意傾向が強い人は，小さいころから叱られてばかりで，失敗体験が積み重なっており，自己評価が著しく低くなっている。また衝動性や感情のコントロールの困難のために，家族間でのトラブルが絶えない人もいる。

同胞との関係は，うまくいっているケースもあるが，断絶している場合も多い。就職や結婚，友人関係などで，同胞と自分を比較してしまい，劣等感を抱き，それが周囲から差別されているという感覚に発展するケースもある。社会性の問題や衝動性によって，兄弟間の亀裂が大きくなっている場合もある。

それ以外の家族メンバー，祖父母や親戚に関しては，必要以上にプレッシャーを感じていることが多い。仕事がうまくいっておらず，転職ばかり繰り返すケースでは，自分がさぼったり怠けたりしているように思われているのではないかと過剰に考えすぎているケースもあるし，実際にそのように言われて責められているケースも多い。

すべての家族メンバーに言えることだが，本人に発達症がみられる場合，その家族にも発達の問題がみられることは少なくない。その場合必ずしも主診断が同じになるわけではない。たとえばそれぞれASDとADHDの診断を受けている兄弟は多数存在するし，親子もまた然りである。このような場合，本人だけにアプローチをしてもなかなかうまくいかないことがあり，チームとしてそれぞれの家族メンバーを支援し，また連絡を取り

合っていく必要がある。

　職場や学校に通っている人は，①上司や先生，上級生，②取引先の相手，③同僚，同級生，④部下，下級生，など様々な縦のつながりや横のつながりがある。①や②の関係でうまくいかない人が多いが，中には上の人にはかわいがられるが，下の立場の人に反発されるというタイプの人もいる。対人関係は，特にASDの社会性の障害や，ADHDの衝動性からくる感情コントロールの困難と関係することが多いが，ADHDの不注意・実行機能障害やLDの問題から，仕事ができない人だと評価され，不適切な叱咤激励を受けて，それが対人関係に影響する人も多い。このような関係のこじれが，仕事を辞めてしまった後も頻回に想起され，長期的に本人を苦しめることもまれではない。

　その他の対人関係として，小児期にいじめられたり無視されたりした発達症の人は多い。成人の発達症で職場や学校に通っていない人は，家族以外の人間関係は希薄になっているケースが多い。中には幼少時からの知り合いと友人関係を保っているケースもあるが，ASDの積極奇異型の場合は変人とか天然とか言われたり，ASDの受身型では対等な関係ではなく，格下として扱われたり，利用されるだけになっていたりする。発達症の人同士で，作業所や発達障害者支援センター，障害者職業支援センター，障害者就業・生活支援センターなどで出会い，友達づきあいを続けている人もいるが，よい関係を保っている人たちもいる反面，お互いに社会性や衝動性の問題があり，頻回にトラブルが発生する場合もある。

　以下に質問の例を述べる（**表 2-3**）。※成人期の症状の聴取（質問例）（**表 2-3 ～表 2-5**）は巻末**付録 4**（p.185）に収載。

表 2-3. 対人関係の問題についての質問例

> **（家族関係）**
> □家族との関係はどうですか？
> →誰とも話が合わず，会話も少ない（社会性：孤立型，コミュニケーション）
> →いつも文句を言われたり，注意されたり，怒られたりしている（社会性，コミュニケーション，想像力，不注意，多動性，衝動性，学習の問題）
> →言い争いになる。暴力をふるってしまう（社会性：積極奇異型，衝動性）
> →とても苦手な人がいる（社会性，被虐待体験）※誰かを特定する。どこが苦手なのかを聞く
> →（家族から見ると）一方的に話す。注意しても頭に入らない（社会性，コミュニケーション，不注意，多動性）
> ・小さいころはどうでしたか？（小児期からの継続性）
>
> **（職場〔学校〕での関係）**
> □これまで職場（学校）での人間関係はうまくいっていましたか？ 現在はどうですか？（作業所や職業訓練に通っている場合も同様の質問をする。現在は通っていないが，過去に通っていた場合は，過去のことについてのみ尋ねる）
> →上司や取引先の相手（先生や上級生）から「失礼だ」「非常識」などと言われたことがある（社会性，コミュニケーション，衝動性）
> →上司から仕事ができないことを指摘されたことがある（不注意，読字・書字・算数）
> →同僚や部下（同級生や後輩）についつい怒鳴ってしまったことがある（社会性，衝動性，感情）
> →同僚や部下（同級生や後輩）から信頼されない（社会性，不注意，多動性，衝動性）
> →不満が言えずに困ったことがある（社会性：受身型）
> →職場（学校）の人間関係の問題（いじめを含む）で，仕事（学校）が続けられなかったことがある（社会性，衝動性）
> ・小さいころは学校ではどうでしたか？

表2-3. (つづき)

**(友人関係)**
☐現在の友人との関係はどうですか？
　→友人はほとんどいない（社会性：孤立型）
　→変わった人，非常識な人と言われる（社会性：積極奇異型，衝動性）
　→人の言いなりになってしまう，他人からだまされやすい（社会性：受身型）
　・小さいころはどうでしたか？ いじめられたり，無視されたりしたことはありましたか？（小児期からの継続）

**(全体的な対人関係)**
☐対人関係の問題で困っていることはありますか？
　→「変わっている」，「天然」，「不思議」，「空気が読めない」などと言われる（社会性）
　→集団行動やチームプレイが苦手である（社会性）
　→話が通じない，何を言っているかわからないと言われる（コミュニケーション）
　→こだわりが強すぎると言われる（想像力）
　→物忘れがひどい，用事をお願いしてもすぐに忘れる，片づけができないと言われる（不注意）
　→おしゃべりで落ち着きがないと言われる（多動性）
　→怒りっぽい，我慢ができない，待てない，と言われる（衝動性，感情）
　・それらの問題は小さいころから続いていますか？（小児期からの継続）

☐誰かから言われたことが繰り返し頭に浮かんだり，ビデオのように思い出されたりすることがありますか？
　→ある（フラッシュバック）
　・小さいころはどうでしたか？

b. 職業上の問題（家事，アルバイトなどを含む）

　成人の発達症の人で，就労の問題を主訴として来院する人も多い。社会性やコミュニケーションの問題があったり，衝動性が著しかったりする場合，まず採用のための面接で落とされることが多い。何度も面接で落とされ，やる気をなくしてしまっている人もいる。

　また，何とか就職はできたが，様々な問題で仕事が続けられなかったという人も多い。まず ASD の人は，社会性の問題やコミュニケーションの問題で，職場になじめなかったり，対人関係がうまくいかなかったりして，職場を辞めてしまうことが多い（これについては前の項で評価している）。ADHD では，不注意・実行機能の問題で，遅刻が多かったり，仕事中のミスが多かったり，計画を立てるのが苦手で仕事の締め切りが守れなかったり，スケジュール管理ができなかったりして，うまくいかなくなることが多い。また，多動性・衝動性で，落ち着きがなかったり，感情のコントロールができなかったり，ついつい余計なことを言ってしまったりすることが影響する場合もある。また LD の問題で，書類を読む速度が極端に遅かったり，文書づくりが極端に苦手だったり，簡単な計算を間違ってしまったりして，問題となるケースもある。ADHD や LD の人で，はじめは何とか仕事をこなしているが，仕事の水準がいつまでたっても上司の要求に応えられなかったりして，仕事が続けられなかった，という人も多い。

　以下に質問の例を述べる（**表 2-4**）。

表 2-4．職業上の問題についての質問例

---
□これまで就職面接でうまくいかなかったことはありますか？
　→うまくいかず，何度も落とされた（社会性，コミュニケーション，想像力，衝動性）
---

表 2-4.（つづき）

> □職場では仕事はうまくいっていますか？　上司から仕事上のことで何か注意を受けたことはありましたか？（主婦の人は，家事や地域活動に置き換えて考える）
> →不注意ミスが多い（不注意）
> →注意がそれやすい（不注意）
> →仕事の段取りがうまくいかない，片づけられない（不注意）
> →スケジュール管理が苦手，ダブルブッキングがある（不注意）
> →職場での会議で話についていけない（不注意，コミュニケーション）
> →変化に弱い，先の見通しがないとパニックになる（想像力）
> →遅刻が多い（不注意，想像力）
> →書類を読む速度が遅い（読字）
> →書類を作成するのに時間がかかる。また書類の内容構成がうまくできない（書字）
> →簡単な計算がうまくいかない（算数，不注意）
> →不器用，作業が遅く，不正確（運動）
>
> □これまで仕事がうまくいかずに退職になったことはありますか？
> →自分で辞めた（社会性，衝動性，感情）
> →辞めさせられた（不注意，読字・書字・算数）
> ・小さいころは学校ではどうでしたか？

### c. 日常生活の問題

　成人の発達症では，日常生活上の睡眠や食事のリズム，簡単な家事などの問題でうまくいっていないことも多い。ASD の人は自分の状態をモニタリングできないことから，また ADHD の人は衝動性や不注意の問題から，睡眠や食事など基本的な生活習慣の問題が生じることがある。昼夜逆転になったり，バランスの良い適度な量の食事ができなかったりすることも多い。

　また ADHD だけではなく ASD にも実行機能障害が存在するため，簡単な家事（掃除，洗濯，自炊など）が段取りよくできなかったり，どうで

もいいようなことに没頭して，夜更かしをしたり疲れきったりして，体調不良に陥りやすい。

また，ASD の社会性や ADHD の衝動性のため，買い物や社会的契約もうまくいかないことが多い。

以下に質問の例を述べる（表 2-5）。

**表 2-5. 日常生活の問題についての質問例**

□睡眠はうまくいっていますか？
　→不規則になりやすい（身体，想像力，不注意）
　→朝からなかなか起きられない（身体，感情，不注意）

□食事は適切にとれていますか？
　→食事をとる時間が不規則的（身体，想像力，不注意）
　→食べ過ぎたり，体重のコントロールがうまくいかなかったりする（身体，衝動性）
　→食事のこだわりや偏食がある（想像力，感覚）

□日常生活上，必要なことはできていますか？
　→部屋の片づけ，掃除ができない。洗濯をしない。自炊をしない（不注意・実行機能）
　→歯磨きや洗顔，入浴などが規則的にできない（社会性，不注意・実行機能）
　→テレビやインターネット，携帯電話などに没頭して，時間を多く費やすため，必要なことができない（想像力，衝動性）
　→常に体調が悪い。体調の管理ができない（想像力，不注意，衝動性，身体）

表 2-5．（つづき）

□日常生活上，困ったことはないですか？
　→忘れ物，失くし物が多い（不注意）
　→時間を守れないことが多い（不注意）
　→衝動買いが多い（衝動性，想像力）
　→アルコール，タバコ，コーヒーなどの摂取量が多い（不注意，衝動性）
　→店員のすすめを断りきれずに，買い物をしてしまう（社会性：受身型）
　→契約時に何を言っているかわからないので，適当に返事をしている（コミュニケーション，社会性：受身型，不注意）
　→次々にいろいろな契約をしては解除している（衝動性）
　→人ごみや，バスや電車に乗ることが苦手（社会性，想像力，感覚）
　→車の運転が乱雑だったりスピードを出し過ぎたりする。交通違反や事故が多い（不注意，衝動性，多動性）
　→他の人があまり気にしないような感覚刺激が極端に気になる。例：近所の物音，家族の咀嚼音などの聴覚的刺激，軟膏やある種の食べ物のにおいなどの嗅覚的刺激，人と握手をしたりするときの触覚的刺激など（感覚）
・小さいころは学校ではどうでしたか？

## 4. 発達歴・成育歴の聴取

　成人期の発達症の診断の場合には，既に療育者と死別していたり，療育者との関係が悪かったりして，主な療育者が来られないことも多い。その際にも前記に近い手順で，情報を聴取していく。まず簡単な生活年表を作成する。それを一緒に見ながら，幼稚園・保育園のころ以降の記憶を少しずつ尋ねていく。家族からの情報聴取もそうであるが，本人から尋ねる際には特に，記憶にファンタジーが混じっている可能性を考えるべきである。客観的な裏付けのため，母子健康手帳や当時の絵，作文などは大きな手がかりとなる。

ここでは，主に出生後から小学校時代までの発達のかたよりについての聴取法について，当科で行っていることを記述する。主としてASDについて「社会性の問題」「コミュニケーションの問題」「想像力（同一性の保持，こだわり，変化への対応困難）の問題」についての情報を，また主としてADHDについて「不注意・実行機能障害」「多動性」「衝動性」についての情報を整理していく。また，これらの障害によくみられる「感覚の問題」「運動・身体の問題」「感情のコントロールの問題」も同時に検討する。

家族から情報をとるときに大事なことは，ひとつはできるだけ時間をかけるということである。いきなりPARSやCAADIDに入らず，少し時間をかけて生活歴を尋ねていく。転居，きょうだいの誕生，身内の死，別居，保育園・幼稚園への入園など，ライフイベントに関してはしっかり年代をおさえ，その時期になにがあったかをできるだけ思い出してもらう。持ってきてもらった写真，作文，絵などを家族にあらためて見てもらい，思い出されたことを語ってもらう。写真に関しては独特のポーズや表情が目についたら，それについても詳しく尋ねていく。絵に関しては，そのテーマや題材が偏ったものでないかどうか，全体のバランスはどうか，たとえば頭と体，顔と目・鼻などのバランスの取り方が同年代と比べてどうか，などをみていく。作文に関しては，誤字，脱字，鏡文字などとともに，個々の文字の大きさの変動やバランスの悪さや枠からはみ出ていないかをみる。また文章の構成，テーマ，表現が，同学年の子どもと比べて常識の範囲から逸脱していないかをみる。

ASDの評価については，現実的には初診の時間を考えるとPARSを使用せざるを得ないが，やはり時間をかければかけるほど，項目が多ければ多いほど，情報量，精度とも上がるので，時間がとれれば，是非ADI-RやDISCOを施行されることをおすすめする。

はじめは，「うちの子は全く変わったことはありませんでした」と言うご家族も，何か1つ思い出した後に，芋づる式に思い出していく方も多

い。

　家族からの情報聴取の間，本人に対しては AQ-J，心の理論，社会的常識テスト，比喩皮肉文テストなどをやってもらう。こちらも必ず本人からなぜこのような回答になったかを確認する。

### (1) 発達歴・成育歴の聴取時に必要なもの

　初診の受付の段階で，今でも残っているものがあれば持ってきてもらうように，事前にお願いしておく。

- 母子健康手帳
- 幼少時の写真
- 当時描いた絵，作文など
- 幼稚園・保育園の記録
- 通知表

### (2) 生活歴の聴取

　まず生活歴を聴取し，以下のようなライフイベントの時期を確認する。

- 出生
- 転居
- 家族構成の変化（両親の離婚・別居，祖父母の死去など）
- 保育園・幼稚園
- 小学校

　それぞれのライフイベントの時期に合わせて，どのようなエピソードがあったかを聴取する。

## (3) 情報源の活用

### 1) 母子健康手帳
母子健康手帳からは以下のような情報が得られる。

- 周産期障害の有無
- 運動の発達——首が座る，はいはい，つかまり立ち，伝い歩き，初歩
- 言語の発達——喃語(なんご)，初語（意味のある言葉），簡単な言葉の理解，二語文，三語文
- 社会性の発達——視線が合う，あやすと喜ぶ

まずこれらの情報を母子手帳から抽出し，後の質問に生かしていく。

### 2) 写真，絵，作文など
幼少時の写真は，それをもとにエピソードを引き出していく。
- 視線，表情，服装などについて

　　子どもによっては，カメラ目線でないことがあったり，全く写真を撮られることを意識していないように見えたりするものもいる。多くの写真を見て，一枚でもこのような写真がみられたら，当時の様子について，自分の世界の中に入り込んで，反応が悪かったり，視線が合いにくかったりすることが，日常生活でどのくらいあったかを家族に尋ねる。また，フラッシュへの恐怖感や人前に出ることの不安などから，過度に写真を撮られることを嫌がる子どももいる。このような視覚過敏や社交不安などの傾向も写真をもとに尋ねていく。

　　質問例：写真写りはどうでしたか？　写真を撮られることを嫌がりましたか？
- 同世代の子どもたちとの写真

　　同世代の子どもとの写真を見ると，本人が他の子どもたちとどのよ

うな関係であったかがわかる場合もある。集団の中でひとりだけ雰囲気に溶け込んでいなかったり，離れていたり，ということはないか，などを注意してみていく。あるいは二人で写っている写真があれば，その子との関係性について，尋ねてみる。一見仲のよさそうな二人でも，本人が積極奇異型の ASD か多動・衝動優性型の ADHD で，おとなしい友達が合わせてくれていただけの可能性もある。また本人が受身型の ASD あるいは不注意優勢型の ADHD で，相手に合わせていただけという場合もある。このように仲がよさそうに見えても対等な関係ではなかった可能性があるので，それについても尋ねていく。

　質問例：友人関係はどうでしたか？　多くの友達とうまくいっていましたか？　一方的な関係ではなかったですか？

　「幼稚園の運動会・お遊戯会」――他の子どもとのテンポのずれ，ひとりだけ別の行動をしたりしたことは？

　「旅行の写真」――旅行に行ったときの，他の家族メンバーとの協調性，感情の変化など

- 絵や作文について

　絵については，中心性統合の問題がないかどうか，細部にのみこだわる傾向，全体のバランスの悪さなどを，同年代の子どもと比べてどうか考察する。

　文章については，文章構成の適切さ，冗長でないかどうか，字の間違いがないかどうか，字の大きさのバランス，鏡文字などをみる。また文章から社会性の問題が浮かび上がってくることもある。たとえば小学校高学年の文集で，教師の行動を曲解し「先生のようにはなりたくないと思いました」と書いていた例もある。

3）通知表，幼稚園・保育園などの連絡帳

　幼稚園・保育園の連絡帳は，成人では残存していることが非常にまれである。まずこれらが残っているということで，母親がどれだけ本人に対し

て思い入れが強いかがわかる場合がある。また母親の強迫性・固執性が反映している場合がある。

　通知表は，情報源として有益な場合が多い。教師はストレートに問題点について書くことは比較的少ない。もし教師が批判的な言葉を書いているとしたら，やはりクラスの中でも特に問題があったと考えるべきであろう。

　多くは教師が，その子がよくなった点として挙げている点から，それ以前の問題点が類推されることが多い。たとえば「最近授業中も静かにできるようになってきました」と書いてある場合は，それ以前は授業中も静かではなかったということである。このような視点から通知表の記載を拾っていくと，有益な情報が得られる。

　注意点として以下のものが挙げられる。

- 忘れ物，失くし物について
- 課題の達成状況
- 他の生徒との関係，トラブルが多い
- 授業中の発言がほとんどない，あるいは積極的すぎる
- 字がきれいに書けない
- 掃除などの当番を過度に守る，あるいはよくさぼる

### (4) 具体的質問

#### 1) 0-1歳ごろ

　社会性の問題としては，自分の世界に閉じこもっている状態で，人見知りもあまりなく，そこにいるかいないかわからないような静かな赤ちゃんだったり，また自分の世界を壊されるのが嫌だったり，感覚の問題があったりして，むしろ人見知りは強いように感じられる過敏な赤ちゃんだったり，ということがある。また，自分から他者への関わりを求めることが少

なく，感情や興味を共有したいという欲求が少ないため，抱っこの要求がなかったり，自分から視線を向けてこなかったりする。

多動性・衝動性については，社会性の問題に比べるとその特徴はわかりにくいが，爆発的に泣いたり，かんしゃくがあったり，睡眠が不安定だったりするタイプもいるようである。

また，身体・運動の問題として，はいはいや歩き方が特徴的であるものもいる。

以下に質問の例を述べる（**表 2-6**）。※発達歴・成育歴の聴取（質問例）（**表 2-6 ～ 表 2-9**）は巻末**付録 5**（p.190）に収載。

**表 2-6. 発達歴・成育歴　0-1 歳ごろ**

□よく泣く赤ちゃんでしたか，それともとても静かな赤ちゃんでしたか？
　→泣き方がひどい，かんしゃくがひどい（衝動性，感情）
　→抱っこしていても反り返って暴れた（感覚，多動性，衝動性）
　→静かな赤ちゃんで，いるのかいないのかわからないくらいおとなしかった（社会性）
　→なんで泣いているのか理由がわからない（社会性）
　→抱っこに協力的でなく，抱っこしにくかった（社会性）

□よく視線は合いましたか？　愛想よく笑う赤ちゃんでしたか？　人見知りはどうでしたか？
　→視線が合わない，合ってもすぐそれる（社会性，コミュニケーション）
　→無愛想な方（社会性）
　→人見知りがない（社会性）
　→だっこされることを喜ばない。人見知りがはげしい（社会性，感覚）

□はいはいをしだしたとき，他の赤ちゃんより動きが多かったですか？
　→動きが多い（多動性）
　→ちょっと変わったはいはいの仕方をしていた（運動，感覚）

## 2) 1-3歳ごろ

　社会性の問題としては，ちょうど1歳ごろに共同注視がみられないという問題が出てくる。しかしこれに関しては，成人になった当事者の母親で，幼少時の共同注視の有無を正確に覚えている人は少ない（そういえばそんなことはなかったような気がします，というような返答が多い）。もしはっきりとした回答が得られれば，有力な情報となる。初めて歩いた時期と，初めて意味のある言葉を話した時期は，どちらも1歳前後でみられることが多い。そのため，初めて歩いた時期に比べて，初めて話した時期がかなり遅かったら，コミュニケーションの問題があると考えられる。

　多動性・衝動性の問題としては，特に歩き出してから目が離せないほど動きが多かったり，何かによじ登ったり，言葉が出た後に過度におしゃべりだったりすることがある。また注意の問題として，興味の対象が次々に移っていくこともある。

　また身体・運動の問題で，歩くのが遅れたり，不自然な歩き方をする場合もある。足裏の感覚過敏などの問題から爪先やかかとで歩く子もいる。

　以下に質問の例を述べる（**表2-7**）。

**表2-7. 発達歴・成育歴　1-3歳ごろ**

□初めて歩いたのは何歳何カ月ですか？　歩き方や動きの特徴は何かありましたか？
　→同年代の子どもより遅い（運動）
　→つま先歩きをしていた（運動，感覚）
　→他の赤ちゃんより動きが多かった（多動性）
　→反復性の動きがあった（想像力）

表 2-7.（つづき）

□言葉の遅れや言葉の面での他の子どもと違う特徴はありましたか？
　→初めて意味のある言葉が出た時期が同年代の子どもより遅い（コミュニケーション）
　→初めて出た意味のある言葉が，子どもらしくない（「まんま」「ママ」「パパ」「はーい」とかではなくもっと具体的）（コミュニケーション，社会性）
　→オウム返しがみられた（コミュニケーション）
　→初めて二語文を話したのが3歳より遅い（コミュニケーション）
　→丁寧すぎる話し方や大人のような話し方をしていた（コミュニケーション，社会性）
　→他の子どもよりもおしゃべりな方（多動性，コミュニケーション）
　→他の子どもよりも無口な方（社会性，コミュニケーション）

□自分が興味のあるものを他の人にも見てほしいという感じで，何かを持ってきて見せたり，指さしたりして，相手の反応を見ることはありましたか？
　→なかった（社会性，コミュニケーション）

※初めて歩いた時期と初めて意味のある言葉が出た時期を比べ，極端に言葉の方が遅いようであれば，コミュニケーションの問題があるとも考えられる。また女の子の方が若干言葉の発達は早いと言われている。

### 3) 3-6歳ごろ

この時期には特に遊び方が問題となる。

社会性の問題としては一人遊びが多かったか，複数で役割分担をしたごっこ遊びが多かったか，もしごっこ遊びをしていたら，受動的にやっていただけで，社交的でなかったかどうか，などを聞いていく。また想像力を使った遊びがどのくらいできていたかを聞く。

遊びの中で，多動性・衝動性が発揮されることもあるので，それも尋ねる。

また周りの子どもに比べて不器用さが少しずつわかってくる時期であるので，その問題についても尋ねる。

以下に質問の例を述べる（表2-8）。

**表2-8．発達歴・成育歴　3-6歳ごろ**

> □何歳から保育園あるいは幼稚園に行きましたか？（　　　　　）
> 　通園の状況はどうでしたか？
> 　　→行き渋りがあった（社会性，感情）
> 　　→先生や保護者の方に誘導されないと，友達の輪の中にすんなり入れなかった（社会性）
>
> □一人遊びが多かったですか，それとも友達と遊ぶことが多かったですか？
> 　また一人遊びはどのようなことをしていましたか？
> 　　→一人遊びが多かった（社会性）
> 　　→特定の絵本や図鑑を見たり，ブロック遊びをしたり，特定のおもちゃで遊んだりすることが多かった（想像力）
> 　　→同じパターンや同じ動きを繰り返して遊ぶことが多かった（想像力）
> 　　→ストーリーをつくって遊ぶよりも，ただ並べたり，（車のおもちゃだったら）ただ走らせたりすることが多かった（想像力）
> 　　→おもちゃを壊したり，分解したりしてしまうことが多かった（衝動性）

表 2-8. (つづき)

- □友達との遊びはどのようなものが多かったですか？
  - →ごっこ遊びなど，社会的想像力の必要な遊びを，役割を分担して行うことがなかった（想像力，社会性）
  - →友達から言われるままになっていた（社会性：受身型）
  - →一方的に友達に自分のやりたいことをさせていた（社会性：積極奇異型）
  - →破壊的で乱暴な遊びをすることが多かった（多動性，衝動性）

- □不器用な感じはありましたか？
  - →よく転んだりすることがある（不注意，運動）
  - →自転車や三輪車に乗れるようになるのが他の子どもより遅かった（運動）
  - →お遊戯がうまくできない（運動，社会性）
  - →絵を描くことや，線に合わせてはさみで切ることが苦手（運動）

- □活発さや落ち着きに関してはどうでしたか？
  - →いつも動き回っていた。高いところが好きでよく登っていた（多動性，衝動性）
  - →他の子どもに比べるとおしゃべりと言われていた（多動性，衝動性）
  - →動きが少なく，ぼーっとしていた（不注意，社会性，想像力）

- □感覚が他の子どもと違うように感じることはありましたか？
  - →感覚が過敏だった。例：雷の音や運動会のピストルの音など，特定の音が苦手だった。人から触られたり抱っこされたりすることが苦手だった。においや味に敏感だった（感覚）
  - →感覚が鈍感だった。例：暑さ寒さに無頓着だった。痛みや体温に鈍感だった（感覚）
  - →感覚に没頭していた。例：回転するもの，点滅するものをずっとながめていた。砂の感触が好きで，砂遊びばかりしていた（想像力，感覚）

### 4） 6-12歳ごろ

この年代では，小学校に入って，本格的に学習の問題が出てくる年代である。まず得意科目や不得意科目について尋ね，苦手な科目についてはそれぞれの背景について考察する。

また友達関係については，社会性の問題の3つのタイプのどれかに入るかどうか，衝動性がみられるかどうかを特定する。

日常生活上で教師や親から注意されることがどのくらいあったかで，不注意，多動性・衝動性の問題を中心として，当時の様子を推測する。

以下に質問の例を述べる（表2-9）。

**表2-9．発達歴・成育歴　6-12歳ごろ**

□小学校では，得意科目や不得意科目はありましたか？
　→国語が特に苦手だった→読み，書き，作文など，苦手な分野を特定する（読字，書字，社会性，コミュニケーション，想像力）
　→算数が苦手だった→計算，文章題，図形など，苦手な分野を特定する（算数，不注意，読字）
　→体育が苦手だった→ボール運動や競走，器械運動など，苦手な分野を特定する（運動，社会性）
　→図工が苦手だった→絵を描くことや工作を行うことなど，苦手な分野を特定する（運動，想像力）
　→全般的に苦手だった（不注意，多動性，衝動性，社会性，コミュニケーション，想像力）

□小学校では，友達関係はどうでしたか？
　→感情を抑えられず，けんかばかりしていた（衝動性，感情のコントロール，社会性：積極奇異型）
　→友達関係はほとんどなかった（社会性：孤立型）
　→友達の言いなりだった（社会性：受身型）
　→いじめられていた（社会性，コミュニケーション，想像力，不注意，衝動性）

表 2-9．（つづき）

□小学校では，先生や家族から注意されることはありましたか？
　→忘れ物が多かった（不注意）
　→授業中ぼんやりしていた（不注意）
　→宿題ができていなかった（不注意・実行機能）
　→部屋の片づけができていなかった（不注意・実行機能）
　→遅刻が多かった（不注意・実行機能，想像力，身体）
　→おしゃべりやいたずらが多かった（多動性，衝動性）
　→休みが多かった（社会性，身体，感情のコントロール）

　以上のような質問を行い，ASD の問題が主であれば，PARS を（場合によっては ADI-R あるいは DISCO），ADHD の問題が主であれば，CAADID を施行する。また LD の問題が主であれば，LDI-R を施行し，そのかたよりについて詳しく尋ねる。

　上記のような質問紙を職場で扱っていない場合，本書の**表 1-4**（ASD）(p.12)，**表 1-7**（ADHD）(p.22) を参考にして，それぞれの発達症の症状が，子どものころから現在に至るまで継続しているかどうかを確認する。LD が主診断となることはまれであるが，併存していることは多いため**表 1-11**（p.29）を参考として LD 傾向も検討する。ASD では，**表 1-7** の成人期の「社会性」「コミュニケーション」「想像力」のそれぞれに，明らかに同世代の平均よりも強い傾向がみられること，かつ幼児期よりその傾向が続いていること（屈曲点がないこと）を確かめる。また ADHD では，成人期の「不注意」の 9 項目中 5 項目以上（DSM-5 を参考とした）に同世代よりも強い特徴がみられるか，あるいは成人期の「多動性・衝動性」の 9 項目中 5 項目以上に同世代よりも強い特徴がみられ，それが幼児期より継続しているものと考えられるかを確かめる。どちらもその他の精神疾患の影響や不適切な社会的心理的因子（アタッチメントの問題，トラウマの問題など）の影響により，現在の状態が生じたわけではないことを確認する。

以上の手順により，広義のASDあるいはADHDの診断についてある程度必要な情報が得られるものと考える。学術的な報告をする際などには，DSMやICDを用いた診断を合わせて検討することが必要となる。また，時間が十分取れない場合は，**表2-3～表2-5**（巻末付録4〔p.185〕），**表2-6～表2-9**（巻末付録5〔p.190〕）を参考にしつつ，ASDであれば**表1-4**(p.12)，ADHDであれば**表1-7**(p.22)をチェックしていくことが，比較的速やかに情報を得られる方法となる。

## 5. 他の精神疾患との鑑別，併存の問題 (p.34 表1-13参照)

発達症は，認知症と同様に中核症状と周辺症状がある。ASDの中核症状として，社会性の問題や想像力の問題があるが，それが統合失調症と区別がつきにくいケースもある。またADHDの中核症状である多動性・衝動性の問題が，双極性障害の躁状態と考えられるケースもある。また周辺症状として生じた不安，抑うつ，妄想などが，それぞれ発展して，不安障害，うつ病，妄想性障害と診断される場合もある。

以下，それぞれの疾患について，鑑別や併存の問題について考察する。

### (1) うつ病，適応障害

ASDもADHDも，その特性により対人関係や職場適応がうまくいかず，二次的にうつ状態となることが多い。その時の状況や重症度により，「うつ病」や「適応障害」と診断されることがあるが，背景にある発達症を見逃さないように注意する必要がある。

### (2) 統合失調症

カナーの時代から，自閉症と統合失調症の関係について様々な見解が示されている。カナーも一時期は自閉症を最早期統合失調症と位置付けていた。

ASDが統合失調症と間違われやすい理由として，以下のようなものがある。

> - 社会性の問題による常識のずれが，妄想あるいは連合弛緩としてとらえられる場合がある。
> - コミュニケーションの問題で，会話の一方向性や疎通の悪さが陰性症状の一部としてとらえられることがある。
> - 想像力の問題のため，変化に対応できなかったり，過去のイベントを想起してフラッシュバックが起こったり，聴覚や触覚などの感覚過敏の影響があったりして，ASD者はパニックになりやすい。ASDのパニックが幻覚妄想状態によって起こった精神運動興奮としてとらえられる場合がある。
> - 聴覚過敏についての訴えが，幻聴としてとらえられることがある。
> - ASD者の緊張病症状が緊張型統合失調症の症状としてとらえられることがある。
> - ASD者が自分の世界に没入した状態で，独語をしたり空笑をしたりすることがあるが，これが幻聴の影響とみられることがある。

上記のように様々な面で統合失調症とASDは鑑別が困難な面がある。そのため，幼少時の発達歴は特にしっかりととっていく必要がある。しかし統合失調症は幼少時に既に陰性行動特徴を示すという報告もあり，これがASDと類似している場合もある。鑑別の際に最も大切なことは，発症の前後での日常生活の機能低下や人格レベルの低下が生じているかどうかであろう。発症時期の前後でそのような変化が明らかにみられる場合は，もともとの発達症傾向にかかわらず，何らかの病的状態がそこから始まっていると考えるべきであろう。

また，ASD者が精神病症状を呈することもまれではない。過去の社会的場面での失敗体験の累積により，周りの人の考えを読み違って過度に被害的になってしまい，妄想的になったり，幻聴が生じたりすることがあ

る。このような状態が，軽微にあるいは一過性にみられる場合，ARMS（At Risk Mental State）と診断されることもある。当科ではARMSの研究も行っているが，ARMSの疑いで他院より紹介される症例の中にASDを主診断とした方がよいと思われる症例も散見される（解離症群と思われるケースもある）。そのため，ARMSの診断には，発達歴をしっかりととっていくことが必要と思われる。

ASDとサイコーシスが併存していると思われる症例もある。主診断が統合失調症で，副診断がASDというケースも一定の割合で存在する。また主診断がASDで副診断として妄想性障害あるいはそれ以外の精神病性障害という場合もある。

ASD者の幻覚妄想について，どの程度で薬物療法を導入するか，判断が難しいが，筆者はCAARMSによって閾値上の精神病と判定されるか，あるいはPANSSの精神病症状に関連する項目（妄想，概念の統合障害，幻覚による行動など）で5点以上になることをひとつの目安と考えている。

## (3) 双極性障害

双極性障害とADHDとの関連が，多くの研究者から指摘されている。双極性障害の背景にADHDがあったことが，後になってわかるケースもある。また若年の双極性障害で，ADHD類似の症状を示す場合があることも報告されている。もちろん双極性障害が，ADHD，ASD，LDに併存（双極性障害がASDと併存している場合，どちらか一方の症状が前景に立っているため，もう一方が診断されず，治療がうまくいっていないケースも多い）することはありうる。

多動性・衝動性が優勢なADHDで何らかの心理社会的ストレスが加わった後に，多弁多動が著しくなり，また衝動的言動から誇大性，易怒性があると判断され，躁状態と診断される場合がある。またこのようなケースで失敗体験からくる二次的抑うつを呈した際に，双極性障害のうつ状態

としてとらえられる場合がある。近年の双極スペクトラム概念の発展により，ADHDと双極性障害の鑑別はさらに困難となっている。

鑑別の手段としては，ADHDであれば一つ一つのエピソードに心理社会的要因が関与しているものと思われるため，気分の変化の誘因となるものをしっかりと聴取してその因果関係を確認していく。また双極性障害であれば一旦うつ状態あるいは躁状態になった際にはある程度の期間はそれが持続するはずなので，あまりにも頻回に躁とうつが入れ替わる場合や，基本的に躁的状態で状況依存性にうつになる場合は，ADHDが主と考える方が自然であろう。また統合失調症とASDとの関係で述べたように，ある時期に屈曲点，つまりそれ以前に比べると明らかに気分の変化が病的となっている時点がみられた場合には，双極性障害が主と考える。

### (4) パーソナリティ障害

パーソナリティは生来の素因とその後の環境，心理社会的要因によって形成される。そのためパーソナリティ障害の背景に素因としての発達症が存在する場合があることは，ある意味では当然のことといえるだろう。このような場合，特定のケースがパーソナリティ障害なのか発達症なのか，二者択一で議論をしても有益でない場合が多い。両方の特徴を持つケースに対しては，衝動性や依存性を助長しないように注意しながら，発達症で用いられる医療的支援の手法を試してみてもいいのではないかと考える。

### (5) 不安症群

ASD者では特に社会的場面でうまくいかなかった経験が積み重なった結果，社交不安症を持つケースも多い。社交不安が，児童思春期には選択性緘黙，不登校，成人期には引きこもりとして表現される場合がある。またADHDでも失敗体験の積み重ねからパニック症，社交不安症など様々な不安症が生じるケースも多い。これらのケースは基本的に発達症と不安症の併存と考える。

### (6) 強迫症

　ASDは想像力の問題から，強いこだわりを示すことがあり，それが強迫症状としてとらえられる場合がある。強迫症状ともともとのASD特性の鑑別は困難なケースも多いが，筆者はその症状によって本人がどのくらい苦痛を感じているか，自我違和感がどのくらいあるか，などを判断材料としている。

　またADHDでは，失敗体験の積み重ねにより，確認癖が生じ，強迫行為へと発展していくケースもみられる。

### (7) 性別違和（性同一性障害）

　ASD者は他人のことがわからないだけではなく，自分のこともわからない人々である。そのため様々な面で同一性の混乱が起こりやすい。性についても性同一性や性対象が定型発達の人と比べて異なっている場合がある。自分のジェンダーに対して，生物学的異性が自分の本来の性と感じられる人もいれば，自分は男性でも女性でもないと感じる人もいる。

　長崎大学病院では性別違和の外来を行っているが，患者の一部に発達の問題がみられたことを報告している。また性別違和の判定会議には必ず発達症の専門家が参加することになっている。

### (8) 解離症群

　ASD者には定型発達と比べて多様な形式の解離症状が存在するものと思われる。ドナ・ウィリアムズ（Donna Williams）の著書に「仮面」「自動操縦」という現象が説明されている[28]。意識が極端に減弱したり，その時の記憶がなくなったりするわけではないが，自分が別の人間になってしまったように，普段の自分の考えとは明らかに異なる形で自動的に行動してしまうのである。このような現象の結果，攻撃的な言動をとって対人関係が壊れてしまったり，また不適切な関係を受け入れてしまい後に大変

苦悩する状態になったりする。この状態は一般的に言う解離性同一症とは異なるものであり，ASDではこのような状態が起こりうることを我々は理解するべきである。

### (9) 摂食障害群

ASDには，思考の柔軟さがないこと，一つのものへのとらわれが強いこと，社会的な常識が通用しないことがあること，過度なまじめさ，など，神経性やせ症と共通する部分も多い。また過食に関しては，ADHDの衝動性が影響している場合もある。難治性の摂食障害の背景に何らかの発達症が存在する可能性を検討することは，その後の治療にも有効と思われる。

上記の疾患以外にも，身体症状症および関連症群，心的外傷後ストレス障害（PTSD），アルコール使用障害，ギャンブル障害など様々な精神疾患の背景に発達症が存在する場合がある。これらの精神疾患が難治性，治療抵抗性である場合，発達症の併存を検討してみることも必要と思われる。また代謝疾患など教育的アプローチが必要な内科疾患や，ストレスの影響を受けやすい心療内科領域の疾患でも，通常の治療で効果がない場合，発達症についての評価をしてみることも，治療のブレイクスルーとなる場合がある。

## 6. 総合的アセスメント

ASDはウィングの三つ組の症状や感覚の問題を評価し，DSMの基準を満たすかどうかも検討する。ADHDではDSMの18項目を中心として，CAARSに取り上げられているその他の項目についても検討する。LDは，DSMを中心に，LDI-Rの項目も検討する。このようにして現時点での主診断を決定し，これまでのすべての評価を総合して，「発達症のため

の総合評価表」（巻末**付録6**〔p.195〕参照）を作成する。

　知的能力の不均等な障害や感覚過敏などはASDの一部として考えられることも多いが，この本では，それぞれの問題をより明確にするために別の項目とした。ASDもADHDも，それぞれ併存することは非常に多く，またその他の発達の問題を併存していることも多いため，このような分類を考えた。

　主診断については，できるだけ本人にも周囲にも受け入れやすい言葉がよいと思われる。筆者は基本的には，「ASD」「ADHD」「LD」という言葉で診断を伝えることが多い。これは，「障害」という言葉に過剰に反応する人がいるためである。

　次に示す告知に関しては，できるだけ診断名についてネガティブな印象も持たれず，自分も変わっていけるかもしれないという希望を持ってもらい，そのままスムーズに治療へと導いていけるようにと考えている。

## 7. 告知の方法

※本項では，吉田友子先生の『自閉症・アスペルガー症候群「自分のこと」のおしえ方（ヒューマンケアブックス）』[29]を参考にさせていただいています。

### (1) スライドを使った告知 [29]

　発達症の人は，耳で聞いただけでは理解しにくい人も多いため，筆者はスライドを用いて告知を行っている（希望者にはスライドのコピーを渡している）。

　できるだけ，対象者がプラスのイメージを持つように，いい方向に治療に"のせる"ための大切な第一歩として，告知は重要な意味を持つ。その人に合わせた告知を行うために，何種類かの告知スライドを用意している。以下に示すのは，その一例である。

　以下，説明の例をゴシック体で示す。

これまでの検査と診察の結果から，私たちは○○さんが，「ASD」という診断にあてはまるものと考えています。
　「ASD」は以下の特徴があります（**スライド1**を読み上げ，簡単な説明を加える）。その人が理解し，納得できるような項目を挙げ，表現を考える。

スライド1（ASD）

> **ASDの特徴**
> - 社会性（人とのかかわり方）の問題
>   人づきあいが苦手。空気を読むのが苦手。常識感覚がずれる
> - コミュニケーション（言葉や表情・しぐさなどの受け取り方・表出法）の問題
>   自分の考えをうまく説明するのが苦手。人の話を理解するのが苦手
> - 想像力（こだわり・切り替え・先読み）の問題
>   こだわり，思い込みが強い。変化に弱い。先のことを考えるのが苦手
>
> 　その他，感覚，運動などの問題がある場合もある

　ASDの人は特にはじめにネガティブな情報が入ると修正しにくいため，このあたりの説明はできるだけあっさりと行っている。
　逆に，ASDの良い部分に関しては，特に強調して説明している。

　このようにASDには3つの主な特徴がありますが，それを別の角度から見るとその人の長所となる場合もあります（**スライド2**を読み上げ，簡単に説明する）。特に「想像力」の特徴をうまく生かしていけば，仕事・研究などの分野や，スポーツなどで大きな成果をあげることができる可能性があります。

スライド2（ASD）

> **ASDの良い部分**
> - 社会性
>   自分で大切と思うルールをきちんと守るまじめさ
>   人に流されず，自分の意志を通す強さ
>   ユニークで常識にとらわれない発想
> - コミュニケーション
>   得意分野では話題が豊富
> - 想像力
>   自分が関心があるものへの熱心な取り組み，「こだわりの職人」として力を発揮する

　できるだけ良いイメージを持ってもらうために，歴史上の人物でASDだったかもしれないという人を紹介し，ASDのプラスの面を強調する（**スライド3**）。

　歴史を振り返ってみると，芸術的な分野や学問の分野で「天才」と言われる人の中で，ASDかもしれないと言われる人は多く存在します。このような人たちが，人類の歴史を動かしてきた，と言う人もいます。

スライド３（ASD）

**ASD かもしれないと言われる著名人**
　レオナルド・ダ・ヴィンチ（芸術家，発明家）
　ルートヴィヒ・ヴァン・ベートーヴェン（作曲家）
　フリードリヒ・ヴィルヘルム・ニーチェ（哲学者）
　アルバート・アインシュタイン（物理学者）
　ビル・ゲイツ（マイクロソフト会長）
　市川拓司（『いま，会いにゆきます』『そのときは彼によろしく』など映画化も多数のベストセラー作家。ASD であることをカミングアウトしている）
　など

**LD（読字障害）をカミングアウトして，ASD あるいは ADHD 傾向もあると言われている著名人**
　トム・クルーズ（映画俳優）
　スティーヴン・スピルバーグ（映画監督）

　ASD の仲間について，いろんな名前があります（**スライド４**）が，どれも三つ組の特徴を持っており，比較的近い種類のものと考えてよいと思います。
　ただし，いろんなタイプの人がいて一人一人が全く違うプロフィールを持つものと考えてください（ADHD についての説明も，「ADHD スペクトラム」として，類似のスライドを使用する）。

スライド4（ASD）

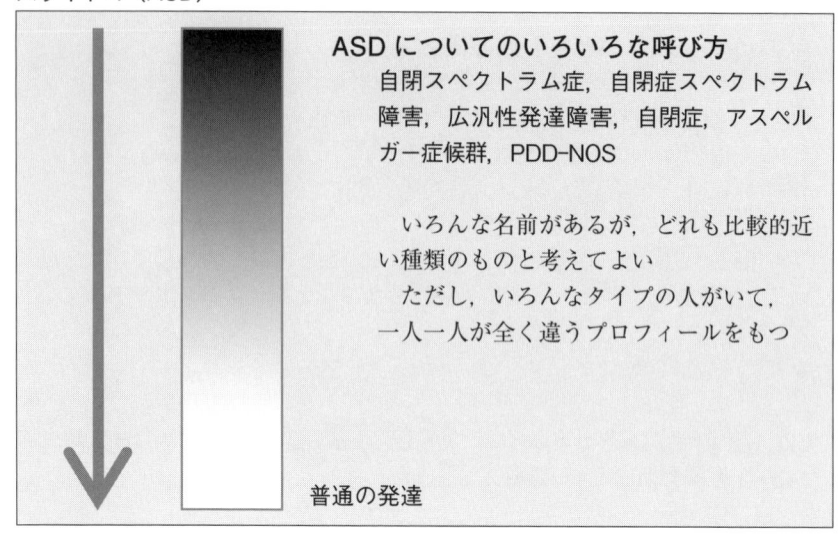

**ASDについてのいろいろな呼び方**
自閉スペクトラム症，自閉症スペクトラム障害，広汎性発達障害，自閉症，アスペルガー症候群，PDD-NOS

いろんな名前があるが，どれも比較的近い種類のものと考えてよい
ただし，いろんなタイプの人がいて，一人一人が全く違うプロフィールをもつ

普通の発達

ADHDには，このスライド（**スライド5**）のように不注意傾向が強かったり，計画的に何かを行うのが難しかったりする傾向を持つ人がいます。

スライド5（ADHD）

**ADHDの特徴**
〈不注意（うっかり）〉
不注意ミスが多い（計算ミス，漢字間違い，入力間違い）
（興味のないことに）注意を集中し続けることが困難
必要なものをしばしばなくしてしまう（財布，鍵など）
日々の活動で忘れっぽい（スケジュールを忘れてしまう）
やるべきことをやり遂げることができない（仕事が期限に間に合わない。やるべきことを後回しにする。こつこつ努力するのを嫌がる。面倒くさい）
何かを順序立ててやることが苦手（見通しがまずく計画が立てられない。どれから先にやるべきかわからない）

また，過度におしゃべりだったり，落ち着きがなかったり，あまり考えずに行動してしまう傾向を持つ人もいます（**スライド6**）。

スライド6（ADHD）

〈多動性（落ち着きがない）〉
　動きすぎる。しゃべりすぎる
　手足をそわそわと動かし，またはいすの上でもじもじする
　落ち着かない感じの自覚
　何かをするとき静かにすることが苦手

〈衝動性（あわてんぼう）〉
　あまり考えずに行動してしまう
　質問が終わる前に出し抜けに答え始めてしまう
　順番を待つことが困難である

　しかし，この3つの特徴も，別の角度から見るとある種の才能と考えられることもあります（**スライド7**を読み上げる）。

スライド7（ADHD）

**ADHDの良いところ**
注意集中困難→好きなことには人並み以上に集中できる
多動性→活動的，積極的，雄弁
衝動性→ひらめき・創造性，実行力・行動力がある。考えがショートカットする。どんどんアイディアが生まれる

成功例：
・多動・衝動タイプ
　→ビジネスマン，起業家，政治家（革命家），スポーツマン，芸能人，芸術家，研究・開発職
・不注意・過剰集中タイプ（ASDの併存？）
　→研究・開発職，芸術家，スポーツマン

このようなADHDの，エネルギッシュで，時には暴走するが，好きなことに関しては集中できる傾向から，大きな成功を収めた人々も歴史上多いと言われています（**スライド8**，それぞれの人について説明する）。

### スライド8（ADHD）

**ADHDかもしれないと言われる著名人**
織田信長（戦国武将，ASDとも考えられている）
ヴォルフガング・アマデウス・モーツァルト（作曲家，ASD傾向もあったと考えられている）
坂本龍馬（志士）
トーマス・エジソン（発明家）
ジョン・F・ケネディ（政治家）
カート・コバーン（ミュージシャン。幼少時，多動のためリタリンを服用）
マイケル・フェルプス（ADHDという診断を受けている人類史上最多の金メダルを持つ水泳選手）
黒柳徹子（著書『小さいときから考えてきたこと』〔新潮文庫〕で自分がLD，ADHDである可能性について書いている）

大切なことは，発達症は生まれつきの神経発達のかたよりであり，その人の人間性や知能とはまた別の問題であるということです。周囲の人も発達症に対して十分理解して，心無い批判を浴びせないようにしなければなりません。当事者の人は，家族，友人や医療スタッフ，公的施設の職員など，多くの人につながりを持ち，サポートチームができるようにしていった方がいいでしょう（**スライド9**，**スライド10**：発達障害者支援センター，障害者職業センターなどの支援機関や福祉サービスなどについて説明する）。サポートチームと相談し，自分の特徴をうまく生かせば，一人一人が充実した生活を送れるようになると思います。

スライド9（ASD・ADHD共通）

> **大切なことは**
> - 発達症は，生まれつきの神経発達のかたより
>   → その人の人間性や知能の問題ではない
> - 社会的にうまくいっている人もたくさんいる
>   → 自分の特徴を知り，それを生かせるようにすることが大切
> - 少数派だから，時々困ったことが起こる
>   → 自分のサポートチームをつくることが大切

スライド10（ASD・ADHD共通）

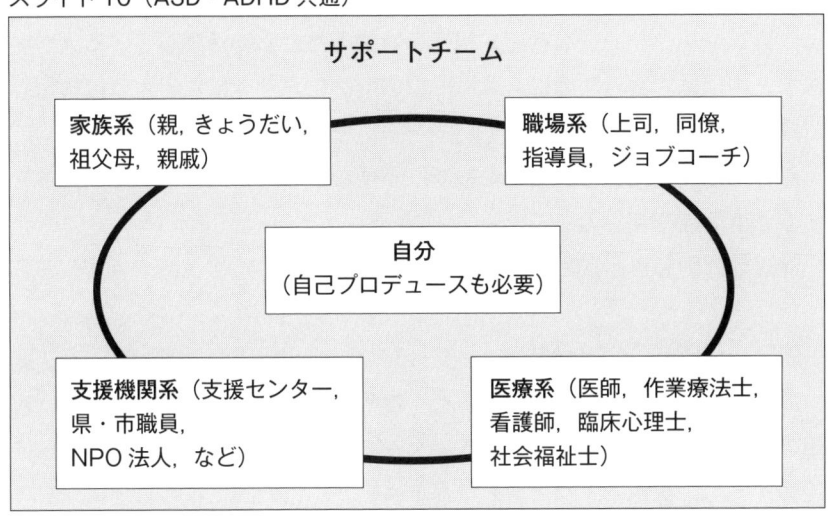

**サポートチーム**

- 家族系（親，きょうだい，祖父母，親戚）
- 職場系（上司，同僚，指導員，ジョブコーチ）
- 自分（自己プロデュースも必要）
- 支援機関系（支援センター，県・市職員，NPO法人，など）
- 医療系（医師，作業療法士，看護師，臨床心理士，社会福祉士）

　筆者が使用しているスライドの一部を示した。以上のようなスライドを一人一人の特性に合わせて修正して使用している。

## (2) 発達症についての説明

スライドの補足として，以下のような説明も行っている。

### 1) 左利きに例える[29]

日本では左利きの人は，10人に1人程度はいると言われています。左利きは，少数派ですが病気ではなく，神経発達のかたより（右利きの人から見たら）のひとつと考えられます。

左利きの人は，たとえばギターを弾きたいと思ったら，左利き用のギターを購入しないとうまくいきません。しかし，特にスポーツの分野では，野球やボクシングなどで左利きの特性を生かして活躍している人もいます。中には右利きなのに，スポーツのために左利きになるように練習して矯正した人もいます。

このように左利きは少数派なので，不便なところもありますが，特性を生かせば活躍できるのです。

発達症も同じことが言えるかもしれません。

### 2) コンピューターに例える

あなたの脳は，高性能のCPUと，容量の大きなハードディスクと，容量の小さなメモリを持つコンピューターのようなものです。一つの仕事に没頭するのは得意ですが，メモリが小さいために同時に複数の仕事ができにくく，フリーズしやすい状態と言えます。

また，音声認識ソフトがうまくいっていない場合があり，耳から入った情報が記憶に残りにくい傾向があります。

また画像ファイルや映像ファイルはたくさん蓄えられていますが，それにうまくアクセスできなかったり，突然画像や映像が再生されたりする（フラッシュバック）ため，困っている状況です。

上記のような告知は，できるだけ本人と家族同時に行う。できれば事前に家族と打ち合わせをして，本人にうまく伝えるためにどのようにしたらいいか，作戦会議を行うことも必要である。事前に本人の得意な面と苦手な面（得意な面の方を数多く用意する）を家族に紙に書いて用意してもらい，本番では，本人と家族に両方の面を挙げてもらい，それを治療者が表に記載していく[30]。

## この章のまとめ

- 診断について，**表 2-3 ～表 2-5**（巻末**付録 4**〔p.185〕）の現症と**表 2-6 ～表 2-9**（巻末**付録 5**〔p.190〕）の発達歴を参考に症状を評価し，最終的に
    → ASD の問題が主であれば，PARS（あるいは**表 1-4**〔p.12〕を用いる）
    → ADHD の問題が主であれば，CAADID（あるいは**表 1-7**〔p.22〕を用いる）
  を用いて，それぞれの発達症の症状が，子どものころから現在に至るまで継続しているかどうかを確認する。
- 時間が十分取れない場合は，巻末**付録 4，付録 5** を参考にしつつ，直接 ASD であれば**表 1-4**，ADHD であれば**表 1-7** をチェックしていく。
- 告知に関しては，視覚的にもわかりやすいスライドや文書を用意し，ポジティブな感覚で治療につなげられるように配慮する。

## コラム　血液型 B 型性格

　血液型 B 型の人について，ある本にはこのような特徴が書いてあった。
　「行動力はすごいが，興味ないものに関しては全く関心を示さない」
　「自分が正しいと信じて，他の人の意見を聞き入れない」
　「何かにつけてめんどうくさいと感じる。計画性がなく行き当たりばったりとなる。部屋が片づけられない」
　「マイペースで気分屋と言われる」

　これを見て，どこかで聞いたことのあるような性格だと思われる方も多いと思う。そう，ちまたで言われている B 型の性格の一部は，ADHD，あるいは ASD の積極奇異型の人にかなり近いのである。
　現在のところ血液型と発達症との関連は，科学的には全く否定されている。私は，発達症特性の人がある一定の割合でいることをみんなが無意識的にわかっていて（「ちょっと変わった人がいるという認識」），それを同じ少数派である B 型の人に無意識的にあてはめて（「B 型は少数派→変わっている→発達症特性」），そのような共通の認識になってしまったのではないかと解釈している。では，なぜ同じ少数派である O 型や AB 型がその役割を担わなかったかというと，全く非科学的な考えだが，多数派の A 型に対して少数派の B 型がいて，O 型はそのどちらにも属さない人（頭文字 O からの連想なのか「親分

肌」とか言われる)，AB型は，Aの傾向とBの傾向がミックスした人（二重人格などと言われる）という認識が根底にあるのではないかと思う。

　実際，私の知り合いのB型の人の中で，発達症の傾向のある人は，自分のかたよりをB型傾向で説明しようとすることが比較的多いように思う。たとえば次のように言う人もいる。「私はB型だから，部屋を片づけられないし，おおざっぱで，よく人とけんかになるんですよ。でもB型は天才が多いというし，いいところもあるので，自分ではB型でいいんじゃないかと思う」

　血液型B型の発達症の人は，自分の「B型傾向」に困りながらも，ひとつの特性として受け入れ，B型だからこうなった，なぜB型に産んだのか，と親に怒りをぶつけることはない。私は発達症もこの「B型特性」と同じような受け入れ方ができればいいのではないかと考えている。

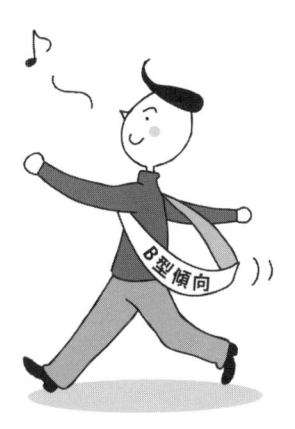

# 第3章

# 治療・支援について

## 1．使用する手法
——主として子どもの発達症に使用される方法の活用

　成人の発達症の治療・支援を行う際に，まず，主として子どもの発達症に対して使用される方法をもう一度見直し，それをうまく活用していくことが重要である。ここではそのような手法に対して，簡単に紹介を行う。興味を持たれた方は，参考図書をご参照いただきたい。図書の選考は全くの独断で，筆者が読んで参考になったと思うものを選んだ。

### (1) TEACCH

　TEACCH は，ノースカロライナ州で行われている自閉症やその関連障害の支援・教育を行うプログラムで，Treatment and Education of Autistic and Communication related handicapped CHildren の略であったが，近年の改革に伴い，Teaching, Expanding, Appreciating, Collaborating & Cooperating, Holistic の略となっている。TEACCH で最も重要なことは，自閉症をひとつの文化としてリスペクトし，その人に合った個別の支援・教育プログラムをつくっていこうという精神であると思われる。

　TEACCH で特に有名な「構造化」に関しては，以下のような方法が示

されている。

- **物理的構造化**：目的別に場所を区切る（食べる所，勉強する所）（色別のカーペット，マット，床にテープで区画，ついたて，カーテンなど），引き出しやトレイにラベルを付ける。
- **スケジュール**：時間の区切りを明確にする（スケジュール：物や絵カード，写真，文字カードをレベルに応じて使う）。
- **ワークシステム**：仕事の手順を明確にする（手順表，予定表，課題に必要なものをすべて1つのかごに入れる。フィニッシュボックスを使用する。ルーチンとして，いつも同じ手順で行う。右から左，上から下）。
- **その他の視覚的構造化**：課題の手順を視覚化，重要な情報の視覚的な協調（色を付ける），材料を別のかごに分ける，など。

TEACCHでは，構造化だけではなく，機能的コミュニケーションや，感覚の問題への取り組みなども古くから先進的に行われており，またその他の有効な対応法（後述のABA，ソーシャルストーリー，認知行動療法など）の導入も積極的に行われ，ASDの支援として必要なものは何でも取り入れていこうとする柔軟な姿勢がとられている。

成人の発達症の人の就労・学習の支援についても，大きな力を発揮するプログラムであると思う。

※全国で様々な形で研修会が行われているため，まだ参加されていない方はぜひ参加されることをお勧めします。

### 参考図書

『青年期自閉症へのサポート―青年・成人期のTEACCH実践』梅永雄二，中山清司，西尾保暢，志賀利一（著），佐々木正美（監修），岩崎学術出版社，2004.
『本当のTEACCH―自分が自分であるために（学研のヒューマンケアブックス）』内山登紀夫（著），学習研究社，2006.

『自閉症児のためのTEACCHハンドブック―自閉症療育ハンドブック（学研のヒューマンケアブックス）改訂新版』佐々木正美（著），学習研究社，2008.

## (2) 応用行動分析（Applied Behavior Analysis：ABA）

応用行動分析は，バラス・スキナー（Burrhus Skinner）が1930年代から示している行動の原理の解釈についての方法である。スキナーは人の行動をレスポンデント行動（何かの反応としての行動）とオペラント行動（自発的に起こる行動）に分けて，オペラント行動の頻度を増すことを強化（reinforcement），頻度を低下させることを弱化（punishment）と呼んだ。また，行動の一連の流れを先行事象（antecedent），行動（behavior），結果事象（consequence）と呼び，この頭文字のABCの流れで行動を機能的に解釈することが応用行動分析の基本とされている。この考え方は，ペアレントトレーニングや絵カード交換式コミュニケーションシステム（PECS）にも生かされている。

※PECSやABAに関連した行動療法についての研修会が，ピラミッド教育コンサルタントオブジャパン株式会社によって行われています。参加をお勧めします。

**参考図書**

『自閉症へのABA入門―親と教師のためのガイド』シーラ・リッチマン（著），井上雅彦，奥田健次（監訳），テーラー・幸恵（訳），東京書籍，2003.
『子育てに活かすABAハンドブック―応用行動分析学の基礎からサポート・ネットワークづくりまで』三田地真実，岡村章司（著），井上雅彦（監修），日本文化科学社，2009.
『発達障害のある子の「行動問題」解決ケーススタディ―やさしく学べる応用行動分析』小笠原恵（著），中央法規出版，2010.

## (3) ペアレントトレーニング

ペアレントトレーニングは，UCLAでABAをベースとして行われてい

たプログラムを日本に紹介し，アレンジされたものである。「親が子どもにとって最良の治療者になれる」という考え方で，子どもの行動を好ましいもの，好ましくないもの，危険なものに分ける。筆者は，好ましいもの（緑），好ましくないもの（黄色），危険なもの（赤）に色分けして，視覚的な明瞭化を行っている。

- 緑の行動に対しては，すぐに評価，注目する。ほめる。→好ましい行動の強化。まずは「よいところさがし」から。
- 黄色の行動に対しては，よけいな注目をしない。→好ましくない行動は強化しない。ここからはじめないように。
- 赤の行動に対しては，しっかり止める。タイムアウト。→最終手段。

以上のような設定で，好ましい行動を強化していく。

※肥前方式，精研方式など，いくつかの方法について全国で様々な形で研修会が行われているため，まだ参加されていない方はぜひ参加されることをお勧めします。

### 参考図書

『読んで学べるADHDのペアレントトレーニング―むずかしい子にやさしい子育』シンシア・ウィッタム（著），上林靖子，中田洋二郎，藤井和子，井潤知美，北道子（訳），明石書店，2002.

『発達障害の子の育て方がわかる！　ペアレント・トレーニング（健康ライブラリー）』上林靖子（監修），講談社，2009.

## （4）ソーシャルストーリー，コミック会話

ソーシャルストーリーとコミック会話はともにキャロル・グレイ（Carol Gray）によって考案されたASDをサポートするための方法である。ソーシャルストーリーは，自己理解，物事の手順，社会のルールなどをストーリーとして書いたものを当事者に読んでもらうことで，その人が視覚的に物事を理解できるようにする方法である。またコミック会話は，会話の流

れとその場面を可視化することにより，その状況の理解をサポートすることが目的とされる。ASDの人にとって，視覚的な情報の入力は，大きな効果を持つ一方で，ネガティブな認知が入力されてしまう危険性をはらむため，十分な注意が必要である。

※ From A Village（フロム・ア・ヴィレッジ）によって講習会が行われています。参加をお勧めします。

**参考図書**

『お母さんと先生が書くソーシャルストーリー──新しい判定基準とガイドライン』キャロル・グレイ（著），服巻智子（訳），クリエイツかもがわ：改訂版，2010.

『コミック会話 自閉症など発達障害のある子どものためのコミュニケーション支援法』キャロル・グレイ（著），門眞一郎（訳），明石書店，2005.

『見える会話〜コミック会話等を活用した自閉症スペクトラムの人の会話支援』篠田朋子，納富奈緒子，服巻智子（著），服巻智子（監修），ASDヴィレッジ出版，2010.

### (5) The Cognitive Affective Training kit（CAT-kit）

CAT-kitはオーストラリア在住の心理学者トニー・アトウッド（Tony Attwood）によって開発された，感情のコントロールを主体とした認知行動療法のための教材である。7歳から成人まで使用可，とされている。「感情」を視覚化，数値化するこころの温度計など，ユニークな発想で構成されており，マジックテープでくっつけたり離したりする感触を楽しめるなど，自閉症の人の興味を引くような工夫がなされている。

※ From A Village（フロム・ア・ヴィレッジ）によって講習会が行われています。参加をお勧めします。

## 2．一般的な精神療法，他の疾患での手法の応用

　成人の発達症の人へ精神療法を行う場合，一般的には精神分析療法よりも，認知行動療法の方が高い効果を示す。認知行動療法は，うつ病をはじめとして強迫症，パニック症，精神病性障害などで実践されている。成人の発達症の人では，上記の症状が併存してみられることもあるため，それをうまく活用していく必要がある。

　また最近では，成人のASD[31]やADHD[32]に対する認知行動療法についての本も海外で出版され，日本でも翻訳本を読むことができるようになっている。

　日本で，主として統合失調症の患者に用いられる社会技能訓練（social skills training：SST）もASDやADHDの人に生かしていくことも可能である。特にASDの人には，視覚的にネガティブなイメージが残らないように細心の注意をすべきである。

　その他，ストレス・マネジメント，自己コントロール法（呼吸法，自律訓練法），問題解決技法，アンガーコントロールトレーニング[33]などは，成人の発達症の人の精神療法に活用できるものと考える。

## 3．設定

### (1) 診察室の環境

　診察室の環境としては，TEACCHの物理的構造化の方法を参考にして，できるだけ発達症の人が混乱しないようなシステムを検討すべきである。待合室と各診察室がしっかりと仕切られていることや，自分が現在どの場所にいるのかがわかるように，場所の表示が明確に行われていることが必要である。また感覚過敏の問題にも配慮し，照明の明るさや待合室に

流れる音楽の音量も検討する。

### (2) 受診時間

当科は予約制で診察を行っている。発達症の治療は，非薬物療法が主体なので，できれば1人15-30分の時間がほしい。しかし現在の診療体制ではなかなか十分な時間が取れない。できれば待ち時間の間に，その人に合った状態のチェックリストを行ってもらい，少しでも面接時間の短縮に役立てることを計画している。ただしチェックリストは，個別に用意する必要があるため，準備が大変ではある。

予定の時間に来院できず，遅刻を繰り返す人も多い。筆者は基本的に明らかにその人の特性によって時間が遅れる場合には，あまり厳しく指摘しないように心掛けている。

### (3) 家族と一緒かどうか

筆者は家族と当事者が同時に来院された場合は，まずしばらくは本人と家族の同時診察を行い，その後個別に話を聞くようにしている。本人と家族でどちらが先になるかは，ケースバイケースである。治療の主体は本人なので，基本的には本人から先に話を聞いているが，本人から必要な情報が十分得られない場合には家族から先に話を聞くようにしている。これは，家族からの情報で本人と話し合うべきことが生じてしまい，また本人と会うという具合に時間がかかりすぎてしまうためである。

特性の理解は，本人だけでなく，家族にも必要なケースが多い。家族会などに入っていて，勉強熱心な家族でも，これは同様である。我々の役割として家族と本人の仲介者としての役割は重要である。

基本的には，面接時間がある程度決まっていることが望ましい。「20分ご本人にお話を聞いて，その後10分ご家族からお話を伺います」など見通しを持たせるように，はじめの面接で時間配分を決める。ケースによっては，簡単なスケジュールが書かれた紙を渡して，見通しが持てるように

する。

## （4）面接内容の視覚化

　電子カルテで面接を行うとき，筆者はときに会話内容を入力して，モニターにあえて大きく表示する（文字の大きさはたとえば 18 ポイントとする）ことにしている。これは，聴覚的認知が悪かったり，注意がそれやすかったり，多弁で話しすぎたりする人を相手にするときに，話の流れがつかみやすくなり，話題が逸脱してきてもまた戻すことが容易となるため，有効な方法であると感じている。ASD タイプの人だけではなく，ADHD タイプの人でも，こちらの方が話しやすい，と言ってくれる人がいる。

　最後にカット＆ペーストでサマリーを印刷して渡すと，宿題や次回の面接時に復習にも使えて便利である。

　ただし，面接内容を視覚化する際に，後々までネガティブな記憶として残りそうな内容は，避けた方が無難である。最終的なアドバイスのみを書くにとどめる方がよい。

## （5）有効なコミュニケーション

　ASD の傾向をわずかでも持つ人は，コミュニケーションの困難を持っているのが当たり前である。まずその人に本当に役に立つコミュニケーションの手法を考える。その人がどういうときにどのような言葉遣いをするのか，どのような口調や表情，仕草を使うのかをサンプリングする。たとえば，大げさで芝居がかった口調と身振りで話をする人がいたとしたら，その人が同情を得ようとしているのか，あるいはそれがその人の本来の会話のスタイルであるかを考えなければならない。健常発達の人と同様に考えていると，発達症の人の言動の背景にあるものを見誤ってしまう場合がある。

　また人によっては「NG ワード」や「地雷ワード」が存在する場合がある。何気なく言った一言で，その人がひどく反応して怒りだしたり嘆いた

りする場合には，その言葉は，面接時にはできるだけ使用しないように注意するべきである。もちろん，その人が強く反応した背景に何があるのかを考えることは必要である。

　人によっては，ある程度流暢に話ができていても，本当に言いたいことが話し言葉として表出しにくい，という人もいる。この場合，コミュニケーションのシステムを確立する必要がある。たとえばコミュニケーションツールとして，コミュニケーションカード，筆談，キーボードを使った相互入力，メールなどを使用する場合もある。コミュニケーションカードはとっさに言葉が出ないタイプの人にリマインダーの役割を果たすし，筆談や相互入力は会話内容が確認できるのでやりやすいと感じる人も多い。メールは出す前に内容を吟味し確認できるため，話し言葉を使うよりは楽にできると言う人もいる。また，もともと言語的コミュニケーションができないASDの人には，PECS (p.98) の導入を検討する。

　特定の人物（母親など）にしか言いたいことが言えないという人には，その人物を介して面接を行うことも考えるべきである（筆者はこれを「三角とびコミュニケーション」と呼んでいる）。たとえばあるASDの人には，はじめに母親だけ入室してもらい，前回の面接の感想を本人がどのように述べていたか，本人から主治医へ伝えたいことは何かなどを母親から聞いて，今回の面接ではどのような言葉でどのような内容を本人に伝えたらよいかを検討した後に，母親同伴で本人の面接を行っている。本人からほとんど話さなくていいように「はい」「いいえ」で答えられる質問だけを行い，先ほどの検討事項を伝える。帰宅後（場合によっては数日後）に本人が面接時の感想（主治医の態度に対する不満，言いたいことが言えなかった怒りなど）を母親に述べるので，それをまた次回の面接で母親から聞いて，本人の面接に生かす，という流れで毎回の面接を行っている。はじめは面接の後に必ず不満を爆発させていたが，上記のサイクルを繰り返すことで，本人の負担が少なくなり，情緒的にも徐々に安定してきている。

このように，発達症の人の面接を行う場合，まずは有効なコミュニケーションの手法を模索する必要がある。

## 4．成人の発達症の心理面接のための具体的手法

### (1) 主として ASD にみられる症状に対して

#### 1) 社会性の障害，場面の理解，常識のずれについての理解

筆者は基本的に，1回ごとに面接でのテーマを決めて，場合によっては前記のように面接内容を視覚化し，その日に行った具体的なアドバイスや次回までの目標をプリントアウトして渡すようにしている。アドバイスの例としては以下のようなものがある。

- 社会的スキルの不足が問題である人に対して：たとえばアイコンタクトが苦手な人は，直接目を見るのではなく，鼻や口を見る，という比較的実現が容易な方法を伝える。また失敗してしまっても謝ることができない人には，その場では黙っていても後でフォローのメールを入れるなど，具体的で実行可能な方法を提案する。
- 社会的な常識の部分的欠落がみられたり他者視点での場面の理解が困難な場合，ソーシャルストーリーやコミック会話を用いて，社会的な常識や場面の理解が少しずつ進めていけるようにする。また実際にあった事件を取り上げ，どのような行為が法に触れることになるかについて，常識的な理解に部分的な欠落がないかどうかを話し合う。このような試みから出てきた「一行の金言（例：相手からのメールの返事を待ってから，次のメールを出すようにしよう）」を自分で手帳に記載したり，携帯電話の待ち受けにしたりして，何度も目を通す。アドバイスは後に残らないと次につながらないので，必ずプリントアウトして本人に渡し，次回の面接で達成の度合いを確認する。

このような試みは，汎化できにくいのでやっても無駄だという意見もあるが，数年単位で続けていくことで，無限に思えた失敗パターンも，実は有限であり対策が立てられるものだという自覚・自信が生じてくるケースも多い。

導入がうまくいけば，ガウス（Gaus）の著書[31]にある認知行動療法によって，ASDの認知の歪み（自己，他者，世界，未来に対して）が，ある程度受け入れられるレベルまで改善するケースもある。ただし，他の疾患に対する認知行動療法に比べるとかなり時間がかかり，年単位での治療が必要となる。

また本人だけへの働きかけではうまくいかず，職場上司や配偶者などに理解を得ることが重要と考えられる例では（実はこちらの方が多いのだが），直接来院していただいたり，電話で話したり，場合によっては手紙や診断書に，本人の特性や対処法を記載して渡すこともある。

## 2）社会的コミュニケーションの障害

ASDの人が会話をスムーズにできないことは，英語の苦手な人が外国人とのコミュニケーションがスムーズにできないことと似ている。相手の意図が読み取れず，言いたいことが伝わらず，もどかしく感じるときには不安・恐怖にまで発展する場合がある。そのため英会話学習にヒントを得た対応を社会的コミュニケーションの問題のある人に勧めてみることは有用である。

筆者は英語がとても苦手であるので，学会などで海外に行くときには想定される会話（プレゼンテーションの後の質疑応答など）を英語で書いてみて会話練習帳を作成し，それを何度か見返して本番に備えている。同じようなことを社会的コミュニケーションが苦手な人にも勧めている。たとえば職場の休み時間に，なかなか会話に入れない人には，まず具体的に職場でどのような話題が多いかを聞いてみて，会話のサンプリングを行い，会話例を練習帳に書き出す。それを職場で実際に使用していくように勧め

ている。まず挨拶，天候，スポーツ，テレビ番組，その他趣味の話題など，それぞれが好きなメディアから，たとえばネットが好きな人はネットから，スモールトークの話題を引き出して具体的に書いてみて，それを実践に使えるように指導する。言葉の意味を間違って使うことが多い人や，字義通りに解釈することが多い人には，自分なりの単語帳をつくってみることも勧めている。

最終的には練習帳のシナリオを使って，主治医と本人と二人でロールプレイを行う。家族が一緒であれば家族にモデリングをお願いする。これもシナリオとやってみた感想を必ずプリントアウトして残していく。

また，前項「3. 設定」でも述べた通り，一見ちゃんとした会話ができているように見える人でも，機能的なコミュニケーションができていない場合があるため，人によってはコミュニケーションツールを上手に活用していくことも必要である。また主治医にその場で直接話ができにくい人は，家族を介してコミュニケーションを行ったり，あとでメールを出したりするなど，有効で現実的なコミュニケーションの手法を確立する必要がある。

ASD の人で，表情が画一的であったり不適切であったりして，その場の雰囲気と合っていないため，誤解されてしまう人もいる。そのようなタイプの人は，鏡を見て表情をつくるトレーニングを行うことも，コミュニケーションスキルを高めるひとつの方法として有効な場合がある。

笑顔が大事だということはわかっていても，具体的にどのようにしたら笑顔になるかがわかっていない人もいる。そういう人には，図示しながらできるだけ具体的に教える。口元を少しだけ上げ，眉間のしわを伸ばす。それだけで相手に与える印象が違う。ただし，まずは表情認知が正確にできることが前提であるし，また自分の外見を極端に気にする人は自己評価のさらなる低下をきたす場合があるため，行わない方がよい。

3) 社会的イマジネーションの障害（こだわりが強い，先読みができない，変化に弱い）

社会的イマジネーションの障害で，こだわりが強い場合，それを強みとして生かすことができないかどうかを考える。たとえば時間の正確さや細部にこだわる人は，それをプラスの面として，上司に理解してもらうように，医師や臨床心理士から上司に説明する。

高機能のASDの中でも，何らかの変化が起こったときにパニックになってしまう人がいる。予見できないことをなくすことは，ASDの不安を和らげるために有効である。このようなときにはTEACCHで使っているスケジュールやワークシステムが有効である。一日のスケジュールをプリントアウトし，必要があればそれに書き込みをしてから仕事を開始する。またチェックボックスを設けて，どこまで仕事が終わったかをしっかりチェックできるようにする。

## (2) 主としてADHDにみられる症状に対して

### 1) 不注意・実行機能障害

成人の発達症の人で，ADHDが主診断の人以外でも，この部分が問題で仕事がうまくいかない人が多い。そのため就労についての支援のときには特に大切な項目となる。

- 手帳の活用，仕事の自己マネジメント

  手帳を有効に活用することは，不注意や実行機能障害に対して有効な方法である。筆者は手帳は，スケジュール部分，雑記帳の部分，やることリストの部分の3部に分けて活用するように指導している。普段の生活で，主として雑記帳の部分に書き込んだことを，1日に1度スケジュールややることリストに書き込んでいけるように，習慣づけを行っていく。

  やることリストは，スケジュールとなるべく連動させる。たとえば仕事が締め切りの日時に間に合わない人に対しては，真の締め切りの

前に仮の締め切りを設定し，スケジュールに組み込んでおく。仕事を先延ばしにする傾向のある人は，スケジュール部分に仮の締め切りを何回か設定し，自分に対して注意を喚起する。また実際に作業を行う日にちと時間帯をスケジュールに組み込んでおき，その時間帯になったら別の用事に気がそれることなく，作業に集中できるような時間設定を行う。

　手帳の活用に関しては，医療につながる前に何度か自分で試して挫折してきている人が多い。そのため説明として，今回は医療的サポートを受けながら手帳使用の習慣化を行っていくので単独でやるよりはうまくいく可能性が高いこと，外来に来るたびに手帳を主治医とともにチェックし，その使用を意識していけば，多くの人が習慣化できるようになることを告げ，成功のイメージを持ってもらうようにする。

　最近では，スケジュールや，やることリストを，iPhoneなどのスマートフォンを使って管理する場合も多い。この場合にも小さな雑記帳を持ち歩き，必要なことをメモして，1日1回その内容をスマートフォンへ移行していく習慣づけをしていくことが望まれる。スケジュール管理のためのアラームやリマインダーを使いこなす方法も指導していく。

- 仕事上のミスをなくすための工夫

　発達症の人は，ワーキングメモリの問題を持っていることが多いが，それを補う手法として，頭で考えるよりもできるだけ目で見て確認できるようにすることが望ましい。上司からの指示も，文書やメール，付箋などを使って，後で確認できるようにしてもらう。あるいはその都度，雑記帳や付箋に必要なことを自分で書き込み，後で整理する。

　病院では輸血をする際など，絶対に間違いが許されない場合に，指さし確認を行ったり，それを読み上げたりして，間違いが起こらないような工夫が行われている。また自動車学校では，左折の際に「右よ

し，左よし，巻き込みよし」など声出しをして，注意を喚起するようにしている。このような工夫を職場で行うことも有効である。指さしや声出し（声を出すことがはばかられる状況であれば，黙読でも可）により，注意集中がしやすくなり，ミスが減少する。

　ミスが起こってしまったり，重大なミスの一歩手前の状態が確認できたりした場合は，一つ一つの事例に「ミスの内容」と「今後の注意」についてA4かB5一枚にまとめ（この作業を外来で医療者が手伝う），ファイルに入れて何度も確認できるようにする。たとえば朝食を取りながら，このファイルに目を通して，同じ間違いを繰り返さないように，意識付けを行う。

・仕事のマニュアル化

　仕事はできるだけ自分でマニュアル化して（元々しっかりとしたマニュアルのある職場はそれを自分なりにアレンジする），一つ一つの仕事に手順書をつくり，目で見て確認する。あるいは前述のように指さしや声出しで確認する。仕事の導入時に，最近はDVDを使って視覚的に仕事の説明を行う企業も出てきている。そのようなシステムがない場合でも，スマートフォンに付いている動画撮影機能で，動画として上司からの仕事の説明を取り込んでしまうことも有効である（上司の許可が必要であるが）。後でそれを自分で確認し，場合によっては家族の協力のもと，マニュアル化を進める。

　このようにしてできたマニュアルは，外来のときに医療者がチェックし，一定期間ごとに更新していくことが望ましい。

2）多動性・衝動性

　成人のADHDでは，行動が落ち着かず，余分な時間があるとつい金を使いすぎたり，食事量やアルコール，タバコなどの摂取量が増えたりしてしまう，というタイプの人がいる。このような場合，スケジュールに仕事後や休日の過ごし方を書き込み，余分な時間をつくらないようにして，行

動をマネジメントしていく方法もある。

　特に金銭管理に関しては，レシートを財布にためておいて，週1回ノートに貼って集計したり，カード払いにしてカードの明細を見直したり，ということを外来で行い，視覚化した金銭管理を行うことを推奨している。また日々のスケジュールを決めて，余分な時間をなくすことで，余計な買い物をする機会を減らすという方法もある。何かへの依存傾向，たとえば食事量やアルコール，タバコ摂取のコントロール不良の問題も，記録して視覚化する作業やスケジュールにより余分な時間をなくす方法を行うと有効な場合がある。

　また，衝動的な発言が多いタイプの人には，発言をする前に一呼吸おいて，場合によっては発言内容を紙に書いて視覚化し，吟味してから発言する習慣づけを行う。またパーソナルSSTを行い，即断せず一呼吸おくスキルの練習を行う場合もある。

　海外ではADHDコーチ[34]という職種が存在し，コーチングの手法を用いて，ADHDの人々のサポートを行い，大きな成果をあげている。上記のような不注意・実行機能と多動性・衝動性についてのサポートは，医療者が本人主体で正しい習慣づけを行っていくという意識を持つことが重要である。

### (3) 知的発達のアンバランス：LD傾向

　成人の発達症の人がLDを主訴として精神科外来を訪れることは少ないが，ASDやADHDにLD傾向が併存していることは多く，その対策も考えておくべきである。前述の通りLDの医療的な理解では「読む」「書く」「計算する」の3つの能力の障害が中心である。

#### 1）読むこと
　まず「読む」能力については視覚の問題（輻輳（ふくそう）や開散などの両眼視の問

題，眼球運動のスムーズさの問題，目と手の協応の問題など）が関係している場合がある。視覚の問題が顕著な人には，オプトメトリスト（視力だけではなく様々な視覚機能，眼球運動などに対する検査を行う視覚の専門家）によるヴィジョン・トレーニングが有効な場合がある。

　また，パソコンやiPadの画面の方が，輝度の調整，文字の拡大，上下のスムーズなスクロールなどの機能を活用して，その人に合った読字環境をつくることができるため，比較的読み取りができやすくなる。そのため，必要な文書をスキャンしたり写真に撮ったりして画面で表示することが有効な場合もある。読字の問題が顕著な人はパソコンやiPadなどの文章読み上げ機能が活用できる。また横書きは何とか読めるが，縦書きが読みにくいという人には，縦書きの文章を文字認識ソフトでテキスト化して，横書きに変換し，表示するという方法も使用される。

### 2) 書くこと

　少なくとも成人では「書く」に関しては，パソコンのワープロ機能が使えるようになると，かなり困難さが解消される。ただし単に「書く」だけではなく文章の構成を考えることが苦手だという人も多い。職場での報告書，連絡状など，自分で作成しようと思ったら途方に暮れてしまう。このような場合は，先輩たちのつくった文書から，あらかじめよく使われる表現を，項目ごとに入力しておき，ある程度のフォーマットをつくっておく。そのフォーマットを使って，数値を入力したり，余分な文章を削除したりして，文書を完成させる。手書きで文書を書かなければいけないときには，携帯電話のメールの下書きにそのような文章表現のサンプルを入れておき，それを参照しながら文書作成を行うという方法を勧めている。

### 3) 計算すること

　計算が苦手な人は，計算機や表計算ソフトをうまく使えれば，その困難さはかなり解消される。図形を描くのが苦手な人はペイントなどの作画ソ

フトを活用することが推奨される。数を数えるのが苦手な人は，10個ずつをまとめておけるような工夫（紙であれば10枚ごとに付箋を貼る，物であれば10個ごとに別の容器に入れるなど）を行うと間違いが少なくなる。

### (4) 感覚の問題

　ASDでは成人でも感覚過敏の問題で生活上の困難を抱えている人が予想以上に多い。聴覚過敏としては，職場や家庭での生活音や車の音などに過剰に反応するケースがみられる。また，苦手なタイプの人の話し声や，その人が立てる物音など，それほど大きな音でなくても何らかの形で情緒的反応を惹起する音が問題となる場合も多い。このような場合，耳栓（100円均一ショップでも入手できる場合がある。綿などでの代用もOK）や携帯音楽プレーヤー，イヤーマフ，ノイズキャンセリングヘッドホンなどを有効に使うようにアドバイスしている。職場でそのようなツールを使うのが困難な場合，聴覚以外の刺激を少なくすることで（たとえば本棚やコルクボードなどを使用して，視覚的な刺激を軽減する），若干苦痛が和らぐ場合がある。

　触覚は，服の素材が苦手であったり，また他者から触られることが苦手であることもある。握手やちょっとしたスキンシップが極端に負担となるケースもある（他者と皮膚が触れ合うことを痛みとして感じるケースもある）。このような他者の皮膚感覚が苦手なASDの人に対しては，周囲が余分なスキンシップを避けるように注意をする必要がある。

　視覚の過反応として，アーレン症候群と呼ばれる光の過敏性が極端に強いタイプのASD者も存在する。このような人には，当科では文字が見やすくなったり刺激が軽減して感じられたりするような色付きメガネを，業者に頼んでオーダーメイドで作成する場合がある。また周囲の視覚情報が過剰に入力されて，落ち着きがなくなっているASD者に関しては，先述のように本棚やコルクボードなどで仕切りをつくったり，ゴーグルタイプ

の特殊なフレームの眼鏡をつくったりして対応する場合がある。

　味覚や口腔内感覚についての問題は，給食の時間があった子どものころに比べると成人では目立たなくなるが，集団で食事に行く際に，その店で自分が食べられるものがなく，困ってしまう場合もある。このようなときも事前に「この人は〇〇が食べられない人だ」ということを周囲に理解してもらう必要がある。

　暑さ寒さの感覚の問題は重要である。他者と比較して我慢できる閾値が低い人もあり，そのため室内作業ができず，職場に適応できない場合がある。暑さに対しては，個人用の扇風機や冷やしたハンドタオルなどを使用したり，寒さに対しては，個人用のヒーターやカイロなどを用いることをアドバイスする。

　このように感覚の問題に関しては，我慢させるのではなく，無理がない現実的な解決法を一緒に考えることが重要である。

## (5) 感情・行動のコントロール

　感情とそれに関連した行動のコントロールは，ADHD，ASDのどちらにも共通した重大な問題であるが，ADHDの衝動性と関連することが多い。感情のコントロールの手法に関しては，前述のトニー・アトウッドの主としてASDに対する感情のトレーニング法（CAT-kit）(p.100参照)やアンガーコントロールトレーニング[33]，などがある。

　感情や行動のコントロールのために，一般的に心がけるのは以下のようなことである。

### 1) ストレス・マネジメント

　感情が安定した状態で保たれるために，ストレス・マネジメントはとても重要である。この本では発達症の人が理解しやすいように，ストレス・マネジメントを「癒し系」と「発散系」の2つに分けている。表3-1に自分なりの方法を書き入れて，手帳などのポケットに入れたり，スマート

フォンのメモに入力したりして，普段から持ち歩くことを勧めている．

表 3-1. ストレス・マネジメントの手法

| （　　　　）に自分なりの方法を書き込んでみよう． |
| --- |
| A. 癒し系<br>　a. リラクゼーション　　（　　　　　　　　　　　　　　　）<br>　b. 趣味，ペットなど　　（　　　　　　　　　　　　　　　）<br>　c. 話を聞いてもらう　　（　　　　　　　　　　　　　　　）<br><br>B. 発散系<br>　a. ソフトエクササイズ　（　　　　　　　　　　　　　　　）<br>　b. 体を動かす，声を出す（　　　　　　　　　　　　　　　）<br>　c. 余暇を有効に過ごす　（　　　　　　　　　　　　　　　） |

**A. 癒し系**

a. リラクゼーション

　ゆっくりと息を吸い，息を吐くときに全身の力を抜くような深呼吸（腹式呼吸）を，診察室で練習する．またマッサージや整体，岩盤浴などに行ってみたり，自分に合うストレッチ法を行ってみたり（座った作業が多い人には，椅子に座った姿勢で両手を組んで手のひらを自分と反対側に向け，そのままゆっくり体全体をそらす方法を推奨している），自宅でゆっくりと入浴したり，布団に横になって楽な姿勢や心地よい姿勢を探してみたりするなど，個人の時間と経済状態に合わせて，無理のないリラクゼーションの手法を考えてみる．

　また，ASD の人たちはある種の感覚に引きつけられ，癒やされる場合がある．視覚に関しては，よく知られているようにある種の光や回転する物質に引き寄せられることがある．子ども用の，光ったり回転したりするおもちゃに魅せられて，それを見て癒やされるという成人の ASD の人もいる．触覚に関しては，特定のぬいぐるみや毛布などのふわふわした感じ

が好きだったり，二の腕の皮下脂肪の感触が好きだったり，様々なパターンがある。触覚については様々な感覚グッズが開発されており，やわらかく握ると形が変わるものもあれば，チクチクする感触があるものもある。その人に合った感覚グッズを用いることが重要である。その他，聴覚，臭覚，味覚，口腔内感覚などでも独特のこだわりを持つ人がいる。このような感覚への没頭は，うまく生かしていくことができれば，日常生活の質の向上につながる場合がある。

「スヌーズレン」は，オランダの知的障害を持つ人々が住む施設で生まれた活動とその理念のことであるが，どんなに障害が重い人たちでも楽しめるように，光，音，におい，振動，温度，触覚の素材を組み合わせたトータルリラクゼーションが考えられている（日本スヌーズレン協会ホームページ http://snoezelen.jp/snoezelen.html）。スヌーズレンの製品を使用したり，また段ボールなどで仕切りをつくったり，ホームセンターで売られている照明や100円均一ショップで売られている「サングラス」「冷やせるアイマスク」「耳栓」「小型扇風機」「ツボ押しのためのプラスチックボール」などをうまく活用することで，発達症の人が快適に暮らすことのできる環境が創造できる可能性がある。

### b. 趣味，ペットなど

自分の趣味や動物との交流で，気持ちが落ち着くという発達症の人は多い。趣味はネットサーフィンやゲームなどが多いが，あまり没頭しすぎないように，1時間に1回は休憩して，簡単なストレッチや目を上下左右に動かす運動などを行うように指導する（時間感覚がわかりにくい人はタイマーを使用する）。

ペットなどはその姿を見ただけで心が癒やされるという人もいるし，その手触りがとても気持ちがよいという人もいる。またペットを飼っていない人や飼うことが難しい動物が好きな人の中には，ネット上の動画などでそのかわいらしさを楽しんでいる人もいる。外出時には携帯電話の待ち受

け画面を自分のお気に入りのペットの画像にしてみたり，動物の毛を素材とした携帯電話用のアクセサリーやキーホルダーなどを触ってみたりすることで，ほっとする感じを得る場合がある。

### c. 話を聞いてもらう

　ちょっとした不満や愚痴を言える人が身近にいることは，ストレス・マネジメントの観点で重要である。発達症の人は社会的なかかわりが少ない人もいるため，どうしても家族がその対象となることが多いが，ネット上の掲示板やソーシャルネットワークで書き込みをしたり，チャットをしたり，無料通話をしたりすることで，不満を晴らす人もいる。このような傾向の人は，ネット上の関係がこじれて見知らぬ他者から攻撃されたり，また自分が他者を攻撃してしまう場合もあるため，普段からネットでの暗黙のルールについて，理解を促す必要がある。また他人とのかかわり合いが少ない方が安定する人は，ペットに話しかける，携帯電話のボイスメモに自分の言いたいことを入れてみる，という代替行動が有効な場合もある。

### B. 発散系

### a. ソフトエクササイズ

　ソフトエクササイズにより普段から体調を整えておくと，ストレス耐性は高まる。近年，ソフトエクササイズは，有酸素運動で脳に酸素を供給するため，うつ病などの精神疾患やパーキンソン病などの神経疾患にも効果がある可能性があると言われている。

　フィットネスクラブで個別メニューを組んでもらうのもいいが，時間的経済的余裕のない人には，20-30分続けられるような負荷の低い有酸素運動で，最終的に脈拍が100-120程度になるものを考える。終わった後に疲れが残らず，爽快感が得られるような運動が望ましい。

　まずはウォーキングを勧める。毎日続けるのが困難であれば，1週間に3-4回でも一定の効果はあると思われる。雨季，冬季はウォーキングがや

りにくいという人もいるので，室内で何をするかも考えておく必要がある。

エアロバイク（室内自転車）は，その中でも最適と思われる。上記のように有酸素運動となるような設定で，負荷は最低にして，力を入れて踏むのではなく足をくるくる回すだけにする。両手をハンドルから離して，手を振ってみると全身運動となる。テレビを見ながら，音楽を聴きながら，本を読みながら，など他のことと同時にできるため飽きにくい。また脈拍や走行距離が表示される場合は，ゲーム感覚で行うことも可能である。

筑波大学の征矢英昭氏によって開発された「フリフリグッパー体操」は認知症や生活習慣病をはじめとして，うつ病予防などにも効果がある可能性が指摘されている。筆者は一部の人にはこちらを勧めている。

また，外に出たくない日は，音楽をかけたりテレビを見たりしながら，その場で踊ったり，大きく手を振って足踏みをしたり，ラジオ体操の一部を繰り返し行ったりして，30分程度体を動かし続けることを勧めている。発達症の人の中には，習慣化が困難な人も多いため，ソフトエクササイズもどのようにしたら継続できるか，実現可能な方法を考える必要がある。

b. 体を動かす，声を出す

気持ちがイライラしたり落ち込んだりしたときに，何らかの発散方法があると比較的短期に回復しやすい。発散法としては，前述のソフトエクササイズも効果があるが，それよりもやや強度が強い運動，たとえば野球のバットやゴルフのクラブを振ること（室内でできるように，おもちゃのものでも可），ボールや新聞紙をまるめたものを投げたり蹴ったりすること，クッションやまくらなど拳を痛めないものを叩くこと，なども有効と思われる。カラオケなどで大きな声を出すことも発散法のひとつと思われる。ドリーム（Dream）社から出ている「叫びの壺」という商品は，口にぴったりと付ければかなりの消音効果を期待でき，自宅でも大声で叫んで発散することができる。また，新聞紙や週刊誌などを破いていく，紙に

自由に線を書いたり塗りつぶしたりする，気泡入り緩衝材（通称，プチプチ）をつぶす，時間を気にせず趣味や作業（片づけや料理など）に没頭する，などの方法もある。

### c. 余暇を有効に過ごす

成人の発達症の人で，無計画に余暇を過ごしてしまい，金を使いすぎたり疲労感がたまったりして，週明けに全くリフレッシュされない状態で仕事に臨んでいる人もいる。また切り替えがうまくいかず，帰宅した後や休みの日も仕事のことを度々思い出し，緊張感が抜けないという人もいる。このような場合，スケジュールを立てて計画的に余暇を過ごすことにより，疲労の蓄積が防がれ，これまでよりも安定して仕事ができるようになったというケースもある。具体的には，旅行，スポーツ観戦やスポーツイベントへの参加，登山，水泳，ジョギングなどの野外活動とともに，これまで示したストレス・マネジメントの手法を，ある程度時間の設定を行ってから実行してみるとよい。

### 2) 感情がたかぶったときの対応

怒りのコントロールが困難な場合，まず自分の怒りのパターンを認識する必要がある。アンガーコントロールトレーニング[33]のワークシートを用いて，自分の怒りのサイクルがどのようなものであるか，その背景にある不合理な信念はどのようなものであるかを，医療者がサポートして理解を進める。

感情のコントロールが困難な状態となった場合，まずは可能であれば，問題に直面した状況から物理的に離れることが望ましい。そのままその場に居続ければ，ますます感情のコントロールが困難になることが多い。次に行うことは，何らかの形で感情の波をクールダウンさせる方法である。その場でできることは，「a. リラクゼーション」（p.115参照）で述べたような呼吸法やストレッチなどである。体の力を意識して抜くことで心の緊張

感も緩和する。また感覚グッズを使用したり，ペットの写真を見たりして，自分がプラスと感じる刺激を得ることも有効な場合がある。このような方法は，普段から少しずつ実践しておいた方が，いざというときに対応しやすくなる。

3) フローチャートを用いた行動へのアプローチ

筆者は，フローチャートを用いた行動へのアプローチを行っている。具体的には，問題行動に至るまでの道筋をフローチャートで示し，どのように分岐していけば問題行動を避けられるかを何度も確認できるようにする。

例として，浪費癖があり，カードローンで借金を繰り返してしまう女性のADHDの人のために作成したフローチャートを以下に示す。

| | |
|---|---|
| 暇をもてあましてイライラする ➡ | 余分な時間をつくらない。ストレスマネジメント |
| ↓ | |
| 街に出る ➡ | 母に行き先を告げて家を出る（浪費の歯止めとして） |
| ↓ | |
| 衣料・雑貨の店に入る ➡ | 浪費してしまう可能性のある場所に近づかない |
| ↓ | |
| 必要のないものまで買ってしまう ➡ | その場では買わずに，家に帰って本当に必要か検討する |
| ↓ | |
| カードの限度額まで買う ➡ | カードを持ち歩かず，少額の現金のみを持つ |
| ↓ | |
| 新しいカードをつくる ➡ | カードをつくる場所に近づかない |
| ↓ | |
| 父から浪費のことをしかられ，イライラする（一番上に戻る） | |

縦の矢印が問題行動の起こるループで，横の矢印に持っていけるようにアドバイスを行う。わかりやすいように縦の矢印を赤，横の矢印を緑で記入する場合もある。

　面接時に定期的にこのフローチャートを使って，問題行動回避の方法について復習する。フローチャートの右半分を隠して，横の流れに行くためにはどのような行動をとればいいかを答えさせる。このようにして少しずつ問題行動の回避のための具体的方法が身についていくように指導する。

　この方法も，視覚的認知が強くフラッシュバックが起こりやすいトラウマ系の人には使用しない方がよい。

## (6) 運動・身体の問題

### 1) DCD（発達性協調運動症）の問題

　成人の発達症の人も，DCDの併存により，仕事への影響が大きくなる場合がある。全体として動作が極端にスローになってしまったり，製造業の場合不器用なために失敗が多かったり，計測が不正確であったり，包装紙をきちんと折ることができなかったり，梱包用のひもやリボンをきちんと結べなかったり，商品をまっすぐに並べることができなかったりと，様々な面で上司から注意を受けるが，自分だけではなかなか改善できない。

　対策として，①作業の苦手な工程をベテランの人にやってもらい，スマートフォンなどのビデオ機能を使って録画して，それを家族あるいは医療者のサポートを受けながら，自分なりに簡単なマニュアルをつくり，繰り返しやってみる，②たとえば包装が苦手な人は，三角定規を使って折り目の角を押さえて，きれいに折れるように工夫したり，商品を並べるのが苦手な人は，ビニールテープや糸などを用いて並べるためのガイドをつくり，それに沿って並べてみるとか，何らかの補助具を使って苦手な部分を補う，③ストラテラやコンサータなどの不注意・実行機能障害に効果がある薬剤を用いる，などがある。③だけでは改善がうまくいかないことも多

いが，①②と組み合わせると，有効な場合が多い。もちろん，上司にある程度までは本人が持っている困難さを理解していただくことが望ましい。

### 2) チックの問題

　小児期の発達症では高頻度にチック症が合併する。成人も小児ほどではないが，チックによって日常生活上の困難を抱えている症例もある。チックの治療は，適切な薬剤の選択（特に ADHD の合併例ではストラテラの方がコンサータより比較的影響が少ない〔p.126〕），ストレス・マネジメント（p.114）と体調のコントロール（下記参照）が重要となる。

### 3) 体調のコントロールが困難

　成人の発達症の人にとって，体調のコントロールの問題は大きい。ASD の人は，原因不明の体調不良に悩まされている人が多い。女性では特に月経のときに体調が極端に悪い状態となる人もいる。もともと自分の体調のモニタリングが苦手で，体調の変化に気付きにくいため，体調不良を起こしやすい。全く休みを取らずに作業やネットサーフィンを続けて疲労感が著しくなる人や，季節に合わせた衣替えや体調管理がうまくできず，年中風邪をひいている人，トイレに行きたいという感覚がわからず排尿回数が少なくなって，結果として膀胱炎や腎盂腎炎になってしまう人もいる。また ADHD の人は，衝動性や実行機能障害から，暴飲暴食をしたり，アルコールやタバコ，コーヒーなどを過剰に摂取したり，ゲームなどにはまって夜更かしをしたり，という傾向がある。

　身体的不調が続く場合，まずは身体科の医師の意見を聞いて，実際に何らかの病的変化が生じているのかどうかを判断することは重要である。頭痛が続いていれば頭部 MRI や脳波の検査を行う必要があるし，疲労感が続いていれば血算，生化学的検査，各種ホルモンの検査は必要となるだろう。場合によってはビタミンや微量元素の測定も行う。また感染症に罹患しやすい人は免疫系の検査をしっかりと行う必要がある。以上のような検

査の結果からは，治療を行うかどうかが微妙なケースも多いが（たとえば潜在性甲状腺機能低下症やビタミン類や微量元素のわずかな低下など），何かの不足があるようであれば，極少量から過剰投与にならないように注意して補充療法を行ってみてもいいのではないかと考える。それがきっかけとなって，自分の中でこれまでの体調不良の理由付けができ，改善傾向に転じた症例も何例か経験している。プラシーボ効果もあったと思うが，発達症の人の治療では，いかにプラシーボ効果をうまく使うかも大切な要素のひとつであると思う。

　また，体調不良の原因として，睡眠の量的・質的問題がある。睡眠記録表をつけてみると，自分でも意識していなかった睡眠の問題が明らかとなる場合がある。特に質的な問題はなかなか自分でも気付きにくい問題である。最近はスマートフォンなどで，睡眠記録のアプリもできているため，体調不良の続く人には，ぜひ一度睡眠の評価を行ってみることをお勧めする。

　また，何かに没頭して体調不良が続く人は，前述の通り余暇の過ごし方をスケジュールを決めて設定し，家でネットサーフィンやゲームをしたり読書をしたりする場合には，1時間ごとに休憩を取りトイレに行くなり飲み物を飲むなりしてみることを勧めている。この場合アラームを使った方が時間の区切りがつきやすい。休憩時間には必ず，「感情・行動のコントロール」の項で示した通り，深呼吸を使った脱力法や肩，首，背中を中心としたストレッチを行うと，疲労が蓄積されずに体調が維持できる。筆者が以前に聞いたフルマラソン攻略法で，「20-25分ゆっくり走って，5-10分ゆっくり歩くということを繰り返せば，ほとんどの人はフルマラソンを完走できる。つまり限界まで追い込まれる前にうまく休みが取れれば，人間は相当長く活動できる」というものがあるが，これを例として話をして，短時間でも休みを取ることの重要性を理解してもらうようにしている。

　また前述のリラクゼーションやソフトエクササイズの方法（p.115，117参照）を使って，心地よい身体感覚を得ることも重要である。

## (7) 薬物療法について

　筆者は基本的に，薬物療法は治療の中心ではなく，どちらかというとこれまで述べてきたような支援プラス精神療法に重きを置いている。また発達症の中核症状に対して，直接的な効果が認められているのは，日本ではADHDに対するストラテラとコンサータだけであり，あとは周辺症状に対する処方となる。しかし薬物治療の開始がきっかけとなって，これまで医療につながらなかった発達症の人たちがつながっていったり，改善の方向へ進んでいったりすることも多い。

### 1） ASDが中心となる人への薬物療法

　ASDの薬物療法は，一般には医薬品の添付文書に記載されているよりも少量から開始し，より慎重に増量していった方がよいものと考える。実際に少量でも効果がみられる症例もあるし，またASDの人は一度思い込んでしまうとなかなか訂正できないため，一度副作用が出ると，その恐怖感が固定化し，その後の治療に大きな影響を及ぼす場合があるからである。

　抗うつ薬としては，以前からASDの病態に関するセロトニン系の関与が指摘されており，二次障害で抑うつ・不安などの症状が多いことと，想像力の障害→反復した常同的な動作・思考→強迫性というつながりがあることから，フルボキサミンなどのSSRIがASDの治療薬として治療効果を検討されていた。一部の症例には，特に強迫性や二次的な抑うつ・不安などに効果があったという報告もあるため，そのような症状が前面に出ている場合は使用してみてもよいのではないかと考える。筆者自身はその使いやすさから，エスシタロプラムをよく使用している。もちろんSSRIだけではなくSNRIや三環系，四環系抗うつ薬も，有効な場合がある。

　また抗精神病薬が，ASDの不穏・興奮状態に対して使用される場合がある。日本ではピモジドのみが小児の自閉症に対して認可されているが，

米国ではアリピプラゾールやリスペリドンが FDA（アメリカ食品医薬品局）により認可されている。ASD は前述のように，幻覚，妄想などのサイコーシス症状が出現する場合もある。そのためこれらの抗精神病薬を上手に使用していくことは ASD の治療に大きな役割を果たす場合がある。

感情のコントロールが困難なケースには，これまでよくバルプロ酸ナトリウムをはじめとする気分安定薬が使用されてきたが，最近はラモトリギンがよく使われる。個人的には，いわゆる双極性うつ病のようなタイプの気分の落ち込み方をする ASD には，かなり有効な薬剤だと感じている。

成人の ASD では，気分が不安定で体調も良くないが通常の薬剤に恐怖感を強く持っている症例や，女性の持続する体調不良に対して，漢方薬を使用する場合がある。前者では柴胡加竜骨牡蠣湯，抑肝散，抑肝散加陳皮半夏，補中益気湯，後者では加味逍遙散，当帰芍薬散，桃核承気湯，桂枝茯苓丸などを用いている。

最近は ASD の治療薬としてオキシトシンがトピックとなっており，筆者の担当の ASD の人で海外からネットを通じて購入した人も数名いるが，十分な効果を感じた人はおらず，今後の投与方法・投与量のガイドライン作成が待たれる。

### 2) ADHD が中心となる人への薬物療法

日本では，2012 年 8 月にストラテラが，2013 年 12 月にコンサータが 18 歳以上の ADHD に対する保険適応の認可を受けている。

コンサータ（メチルフェニデートの放出制御型の徐放錠）は中枢神経刺激薬と呼ばれる薬剤のひとつで，効果が約 12 時間持続するように設計された特殊な剤型で 1 日 1 回朝に投与する。脳内の特に前頭前野や前頭葉眼窩面でドーパミンおよびノルアドレナリントランスポーターに結合し再取り込みを阻害することで，シナプス間隙のドーパミンおよびノルアドレナリンを増加させ，実行機能障害（やるべきことに手がつかないなど）や報酬系機能障害（目の前の報酬に飛びついてしまうなど）などに対して，効

果を発揮する。

　コンサータは，服用しだして比較的早期に効果がわかり，継続するか増量するかの判断がしやすいため，第一選択薬として考えられることが多いが，中枢神経刺激薬であるため，薬物乱用・依存の傾向のある人や，統合失調症や躁病の可能性がある人には，基本的には使用しない方がよいものと考える。またチックを増悪させることもある。心血管系の疾患の既往も十分注意する必要がある。副作用は食欲減退が最も多く，動悸，不眠，悪心，口渇，頭痛などが比較的頻度が多い。

　一方，ストラテラ（アトモキセチン）は非中枢神経刺激薬で，ノルアドレナリントランスポーターと結合してノルアドレナリンの再取り込みを阻害することで，前頭前野のノルアドレナリンとドーパミンの伝達を増加させ，実行機能障害などを改善すると言われている。使用した印象は基本的に SSRI や SNRI に近く，2-3 週後に効果が出始め，効果判定にできれば 8 週ほど必要，十分量 80-120mg 使用しないと効果判定ができない，副作用として悪心，食欲減退，傾眠，口渇，頭痛などが多い，など共通点は多い。コンサータと比較した利点は，一度効果が出始めると On/Off がなく，一日中効果が続くこと，非中枢神経刺激薬であるため，依存・乱用の懸念が極めて低いこと，統合失調症や躁病の可能性がある人に使うリスクがコンサータに比べると低いこと（それでも十分な注意が必要），チックのある人にも比較的使用しやすいことなどがある。成人ではそのような報告はないが，小児ではおそらくアクチベーションと関連があると思われる自殺関連行動が報告されているため，一定の注意は必要である。中等度以上のうつ病併存の症例は，基本的にうつ病の治療を優先して行うが，ストラテラと抗うつ薬（特にパキシル）の併用は注意が必要である。筆者は躁状態が疑われるときには気分安定薬，統合失調症をはじめとした精神病状態が疑われるときには抗精神病薬を先行して投与している。成人では心血管系の副作用にも注意が必要である。

　2 剤の使い分けとして，心血管系などの身体科的合併症や，精神作用物

質への依存，重度のうつ病，統合失調症，躁病，てんかん，チックなどの精神科的合併症がなく，夜間や早朝にはあまり問題がなく，早期の治療効果が必要な場合は，コンサータを使用することが多い。逆に上記のような合併症がある人や，情報が十分ではなく薬物依存や統合失調症，躁病などの可能性がある人，また夜間や早朝に問題がある人には，ストラテラから使用していくことが望ましい。

　ADHDの薬物療法として，このようなADHDの中核症状に効果がある薬だけではなく，二次的なうつ状態や不安があれば抗うつ薬を，極端な興奮があれば抗精神病薬を，気分が安定しない場合には気分安定薬を使用する場合もある。

### 3) LDが中心となる人への薬物療法

　コンサータなどの中枢神経刺激薬が効果があったという報告もあるが，コンセンサスは得られていない。前出の「(3) 知的発達のアンバランス：LD傾向」などに示した支援が，治療的かかわりの中心となる。

## (8) 併存症の治療，自己評価の改善

　表1-13 (p.34) のように，成人の発達症では，何らかの精神疾患が併存している場合が多い。難治性の精神疾患がみられたら，その背景に何らかの発達症が存在する可能性を考えてみてもいいのではないかと思う。たとえば，難治性の統合失調症関連障害（と思われる症例），うつ病，双極性障害，不安症群，強迫症，解離症群，身体症状症，睡眠-覚醒障害群，神経性やせ症，パーソナリティ障害（統合失調型，妄想性，シゾイド，境界性，回避性，強迫性など）などでは，背景にASDが存在する場合があり，また難治性のうつ病，双極性障害，不安症群（パニック症），睡眠-覚醒障害群，パーソナリティ障害（境界性，反社会性など）などの背景にADHDが存在する可能性もある。

　ASDもADHDも，自己評価の低下から，うつ病や不安症が併発するこ

とが多い。このような場合，それぞれの併存症の治療と並行して，筆者は，ペアレントトレーニングの手法を参考として，自己評価の改善のための面接を行っている。具体的には，「当たり前のことを評価する」「好ましい行動はスタート時に評価する」「減点法ではなく，得点法」という原則を守り，自分で自分を評価する練習をする。面接の場で，上記のような視点から本人の良いところを指摘していくことを続けることにより，時間はかかるが徐々に自分のプラスのポイントを見る目が育っていき，自己評価の改善につながっていると思う。また，絵が得意であったり，普通では考えつかないような発想があったり，将棋や囲碁などにすぐれていたりと，特別な才能を感じる人も少なからずいるため，そのような人に対しては，こちらの素直な感想として，「それはすばらしい」「すごいですね」とできるだけこちらの感動をストレートに告げるようにしている。その人の独特の能力を理解し，「君の才能はすごい」と言い続けるだけでも，自己評価の低下はかなり改善していくように思う。成人の発達症の治療で，実はこれが一番大事なことかもしれないと感じている。

最近，成人期 ADHD の機能変化の継時的チェックと自己肯定感の向上を目的として，QAD（Questionnaire Adult ADHD with Difficulty）が作成され，筆者も作成に参加させていただいた。成人期 ADHD だけではなく，ADHD 傾向を持つ ASD の人にも役立つものと考えられるため，ぜひ活用していただきたい（巻末**付録 9**〔p.210〕参照）。

### (9) 入院治療，特に問題行動について

これまでは，ある程度治療の意欲もあって来院した発達症の人の，主として外来での治療について述べてきたが，自殺や他害行為のリスクが高い場合や，不適切な環境がみられる場合などで，成人の発達症の人も入院の適応となるケースがある。

入院治療で特に問題となるのは，問題行動への対応である。表に発達症

の人の問題行動への対応をまとめる（表 3-2）。

表 3-2．発達症の入院治療，問題行動についての対応

1) アセスメント，治療計画の作成（有効なコミュニケーションの確立，多職種チームでの役割分担）
2) 薬物療法
3) ABA やペアレントトレーニングを参考とした行動療法
4) TEACCH を参考とした構造化，感覚の問題への対応
5) 認知行動療法
6) その他の留意点

## 1) アセスメント，治療計画の作成（有効なコミュニケーションの確立，多職種チームでの役割分担）

まず，治療に入る前に，十分なアセスメントができていないと治療計画が立てられない。発達症の主診断，副診断とそれに付随する問題，併存障害などが十分把握できているかどうかを確かめる。

治療に入る前に特に重要なことは，その人にとって有効なコミュニケーションの手法が確立できているかどうかである。またその人のコミュニケーションの特徴（独特の言葉づかい，仕草など）を十分把握しておく必要がある。

入院治療は，退院後のことも見据えて，医師，看護師だけではなく，臨床心理士（心理検査，心理面接，心理教育），作業療法士（レクレーション，SST），精神保健福祉士（社会資源の利用，家族との関係調整）などの多職種チームで取り組むことが大切である。医療観察法病棟ではこのような取り組みが日常的に行われており，多職種チームでの共通の評価項目が設定されている。残念ながら，現状として医療観察法病棟で積極的に発達症の人の治療が行われることはないが，問題行動を持つ発達症の人に対しては，このようなシステムを参考にして包括的な対応を行っていくことが必要である。

## 2) 薬物療法

　発達症の問題行動に関して，まずは有効な薬物療法を検討すべきである。これは治療の中心が薬物療法であるというわけではなく，その他の試みよりも効果がわかりやすく，かつ比較的早い時期に効果が確認できるためである。

　具体的な薬剤の使用については，この章の「(7) 薬物療法について」(p.124) を参照していただきたい。付け加えるとすれば，ASD が主診断の人でも，衝動性が問題であって，かつ他の薬剤の効果が不十分の際には，一度はストラテラやコンサータを使用してみてもよいのではないかと考える。

## 3) ABA やペアレントトレーニングを参考とした行動療法 (p.98 参照)

　まず問題行動の背景にある負の強化因子を探るために，ABC 記録法で継時的に観察記録を行う。ワークシートとしては以下のようなものを使用する。このようなワークシートを持続的に記録していくことで，行動 (B) がどのような先行事象 (A) に引き続いて起こっているのか，どのような結果事象 (C) によって強化されているのかを考察する。このようにしてできるだけ多くのデータを蓄積して，その行動の機能仮説を検討する。特に精神科病棟の場合には，隔離や拘束が負の強化因子となっていないか注意すべきである。

|  | 先行事象（A） | 行動（B） | 結果事象（C） |
|---|---|---|---|
| 12：05 | 「昼ごはんの時間なので，いっしょに食堂に行きましょう」と看護師が声をかける | パソコンを扱う手を止めて，険しい表情。無言で看護師を見る | しばらくそっとしておこうと考え，看護師は無言で立ち去る |
| 12：15 | 「そろそろ食堂に行きましょう」と看護師が再度声をかけ，肩に手を置く | 看護師の手を払いのけて，大声を出す | 看護師が応援を呼び，本人を取り囲む |

　アプローチとしては，先行事象（A），行動（B），結果事象（C）の順に行う。

　先行事象（A）に関しては，物理的・対人的環境調整，看護師の対応法の変更などを検討する。

　行動（B）に関しては代替行動を検討したり，対象となる行動をやっていないときに正の評価を行ったりする。

　結果事象（C）への対応は，特に慎重に行うべきである。タイムアウトの手法を用いる場合もあるが，病棟全体で方法を共有し，ぶれないように対応する必要がある。また罰則を設定する場合には，かなりの準備と検討が必要である。

　「トークン・エコノミー」を用いて特定の行動を強化する方法も広く用いられている。トークン・エコノミーとは，好ましい行動を標的行動としてリスト化し，その行動を行えばトークン（代用貨幣）が得られ，それがたまると好きな品物，活動，特別な権利など（バックアップ強化子と呼ぶ）が得られるというシステムである。たとえば「イライラしたときに，それを言語化して看護師に伝えることができた」など，好ましい行動を強

化していくために有効な手法である。ただし，トークンやルール，バックアップ強化子などの設定は，一人一人で違ってくるため，何がその人にとって適切であるかを慎重に探っていく必要がある。

また，前述のペアレントトレーニングの手法を用いて，発達症の人の行動を好ましいもの，好ましくないもの，危険なものに分けて整理し，好ましい行動を強化し，好ましくないもの，危険なものを強化しないシステムづくりを行うことが大切である。

### 4） TEACCHを参考とした構造化，感覚の問題への対応 （p.96 参照）

ASDが主診断である発達症の人は，先の見通しが立たず，予想外のことが起こったときにそれを処理しきれずにパニックを起こし，問題行動に至ってしまう場合がある。何もすることが設定されておらず，自分の世界にこもることもできない状況があれば，問題行動は起こりやすい。

このような場合，TEACCHのスケジュール，ワークシステムを用いて何らかの活動を設定しそれを安全な形で続けていくことで，行動の安定がもたらされるケースもある。たとえばノースカロライナ州では，もともと州立病院でベッド上に拘束され，多量の抗精神病薬が点滴されていた男性が，農場などでスケジュールやワークシステムを用いた構造化された仕事を与えられ，安定した状態でグループホームで生活でき，仕事も継続できている症例がある。

TEACCHは基本的に本人を変えるのではなく環境を変えるということを意識している。時間をかけて，「何を好むのか」「何が嫌いなのか」を探り，本人の感じているストレスレベルを下げる。問題行動が続くのであれば，スタッフを変えたり，スケジュールを変えたり，環境を変えていく。途中，本人が勝手にスケジュールを変えた場合，自分でスケジュールをつくったという解釈をして，それを認めていく。

また，聴覚などの感覚過敏によって感情が不安定になり，問題行動を起こしているケースもあり，その対応も検討すべきである（p.113 参照）。病棟

では，苦手な感覚から逃れ，安心して過ごせる空間を確保することが重要である。

### 5) 認知行動療法，ストレス・マネジメント (p.114参照)

3），4）は，ある程度知的に高い症例には適応が難しい場合もある。ガウスの著書には，知的には標準以上の ASD 者に対する認知行動療法の様々なアプローチが記載されている[31]。前述のように発達症の認知行動療法は長期にわたることが多いため，退院後も見込んだ長期的な視点での取り組みが必要となる。ADHD の認知行動療法は，サフレン（Safren）の著書[32]が参考になる。

またストレス・マネジメントは認知行動療法の一部として取り入れられている場合もある。その手法を学習していくことは，問題行動の改善のためにとても重要である。

### 6) その他の留意点

- 問題行動が繰り返されるケースは，上記のような手法を取り入れ，また「(5) 感情・行動のコントロール」(p.114)を参考にして，個別の治療計画を作成する。
- 触法行為がみられるがあまり内省が生じない人には，図や写真などの入った視覚的資料を用いて，法律・社会のルールや対象行為の重大性と被害者が受ける影響についての説明を繰り返し行い，理解を促す。また医師や家族がモデリングをしたり，ロールプレイの相手役になったりして，犯罪傾向のある仲間からの誘いを断る場面などを想定して，SST を行う。ロールレタリングが有効な場合もある。
- 退院後も安定した状態が続くようなシステムづくりを入院中から意識して行う。たとえば本人特有の症状増悪時のサインをチェックリストとして普段から活用できるようにする，問題が起きたときに相談する窓口を一本化して，それを日常的に利用できるように練習する，など

である。

## (10) サポートチームの形成，社会資源の活用

### 1) サポートチームの形成

序文にも書いたが，医療者が単独で発達症のある人をサポートしていくことは不可能である。「家族」「職場」「支援機関」などの領域で支援者をみつけて，サポートチームをつくっていかなければならない (p.91 参照)。

家族に対しては特に，はじめの告知の段階で家族にも同席してもらい，その人の人間性の問題や知性の問題ではないこと，今後変わっていける可能性を持つ人であるということを十分理解してもらう必要がある。職場の上司に対しても，できる限りコンタクトを取り，同様のことを伝えていくことが望ましい。また成人で就労を目指す場合，発達障害者支援センターや障害者就業・生活支援センター（いわゆるナカポツセンター），ハローワーク，障害者職業センターなどの地域でのサポートセンターを活用していくことも大切である。

このように医療系支援者，家族系支援者，職場系支援者，支援機関系支援者がサポートチームを形成し，支援プランを共有していくことが，発達症の支援では特に重要である。

### 2) 福祉サービスの活用

- 自立支援医療制度（精神通院医療）

　発達症で，精神科通院の経済的負担を減らすために，必要となる制度である。この制度を活用することで，治療半ばで経済的な理由からドロップアウトとなる人を減らすことができる。特に治療薬の費用が高額となってしまう場合には，ぜひ活用すべき制度である。

- 精神障害者保健福祉手帳

　最近は，就労のために手帳を取得する人も増えてきている。初診から6カ月を経過しないと申請できない。本人の状態を，症状レベルと

日常生活レベルで詳細に記載する必要がある。
- 障害年金

  一般の就労が困難なケースは申請を検討する。初診が 20 歳以降のケースは，20 歳から初診まで保険料を不足なく納めているかどうかが問題となる。初診から 18 カ月が経過して申請ができる。

## (11) 発達症の症状評価・支援のためのワークシート

これまでの項目を参考にして，ワークシート（巻末**付録 7**〔p.199〕参照）に必要事項を入力し（必要のない事項は削除する），治療に役立てる。ワークシートには作成日時を記載し，随時更新していく。

## この章のまとめ

- この章では，これまで子どもの発達症の支援法として用いられてきた手法や，その他の精神障害に対する精神療法・薬物療法を，成人の発達症にどのように役立てるかを論じた。
- 「発達症の症状評価・支援のためのワークシート」（**付録 7**〔p.199〕）を使用して，個別の支援プランを作成することが重要である。

## コラム　エジソンとテスラ

　ASD や ADHD がこの世に存在しなかったら，人類の歴史はずいぶん変わっていただろう，と言われている。科学者，発明家，芸術家，革命家，法律家，企業家など様々な分野で天才と呼ばれる人たちの中に，発達症が一般人口の比率よりは多く存在していることに関して異論のある人は少ないと思う。

　「発明王」と言われるトーマス・エジソン（Thomas Edison, 1847-1931 年）は，米国だけで 1000 個以上の特許を取っており，白熱電球，蓄音器，映画など，文明を大きく変えるような世界規模の発明を多数行っていることは周知の通りであるが，彼が多動性・衝動性，不注意などの ADHD 特性を持っていたことも，よく知られている（社会的常識感覚のずれや対人交流の不器用さなど ASD 的な傾向もあったと言われている）。

　一方，交流電流システムや無線など，数々の独創的な発明を行ったニコラ・テスラ（Nikola Tesla, 1856-1943 年）は，エジソンに比べるとはるかに知名度は低いが（磁束密度の単位〔tesla, 略号：T〕として彼の名が残っているのが唯一の彼の存在の痕跡とも言われる），エジソンを超える天才であったと言われている。彼ははじめエジソンにあこがれ，エジソンの会社で働いていたが，意見が合わずに退社し（エジソンが支持していた直流電流システムに対し，交流電流の優位性を主張していたことと，その異常なまでの才能をエジソンが嫌ったためと言われる），しばらく不遇の時代を過ごしたのちに，直流・交

流の争いでエジソンに勝利し，今日の発電・送電システムの礎を築いた。彼には以下のような ASD 特性があったと言われている。

- 社会性，コミュニケーションの問題：孤独を好み，長身で整った容貌をしていたが，女性との交流はうまくいかず，一生独身だった。ほとんど無一文の状態で一人でホテルで死んだ。
- 想像力の問題：様々なこだわりがあり，奇行で知られていた。数字の 3（部屋の番号が 3 で割り切れないとその部屋にいるのを嫌がった）とハトを好み，宝石や体重の重い人を極度に嫌った。食べ物に対する強迫的傾向もあった。
- 感覚の問題：触られるのをとても嫌がり，聴覚，視覚も著しく過敏であった。また発明品の多くを図示することなく，頭で考えるだけで完全に視覚的にイメージし，視覚的に記憶することができた。

　この二人の発達症特性を持つ天才たちによって，今日の「電気文明」がもたらされたといっても過言ではないだろう。このような傑出した二人の人物が，同時期に同じ分野で存在したことは，奇跡と言えるかもしれない（同じような例として，音楽の分野でのモーツァルト〔ADHD が主で ASD 傾向もあり〕とベートーベン〔ASD〕がある）。エジソンのような ADHD 特性を持つ人物は，エネルギッシュで行動力にあふれ，次々とアイディアが生まれるなど着想力に優れ，世の中を変えていく原動力となる場合がある。またテスラのような ASD 特性を持つ人物は，独特の発想，感性，こだわり，記憶システム（特に視

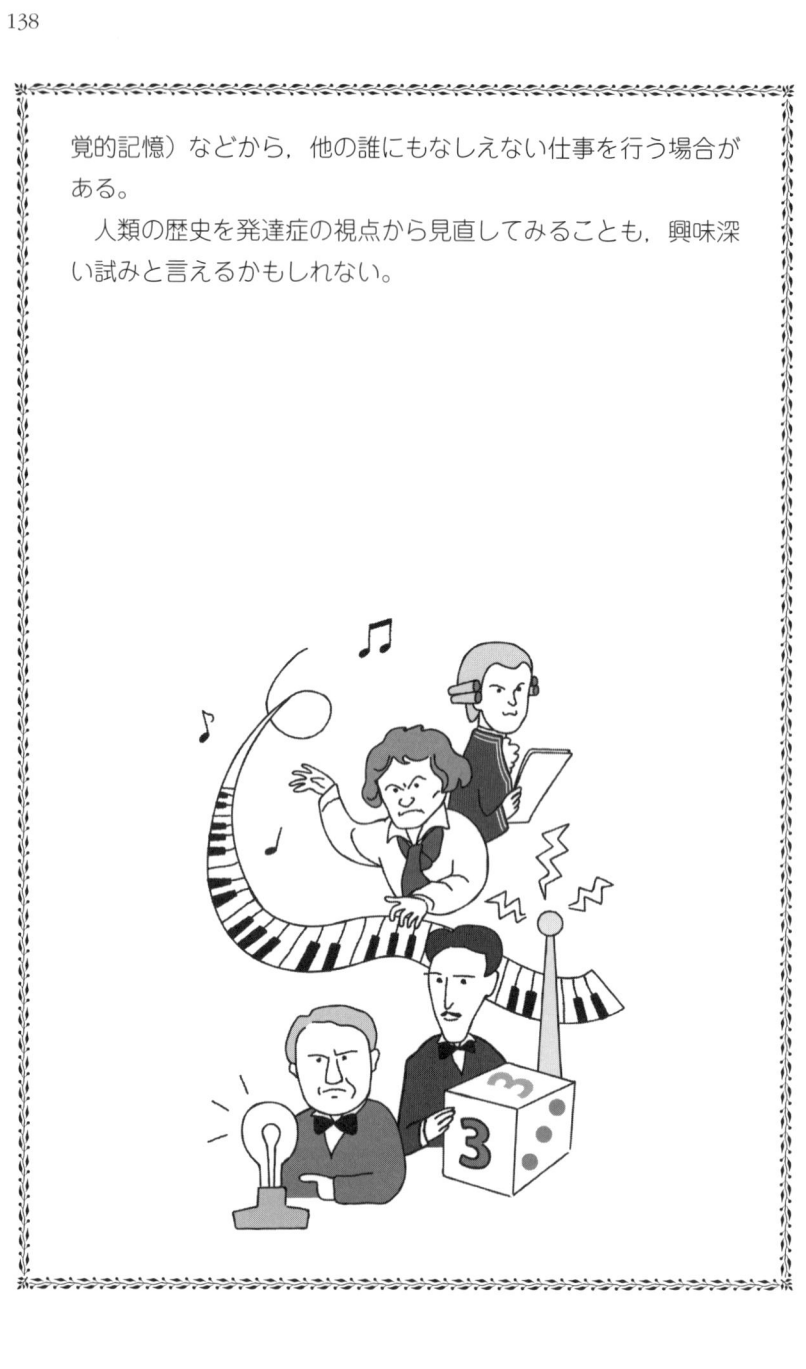

覚的記憶）などから，他の誰にもなしえない仕事を行う場合がある。
　人類の歴史を発達症の視点から見直してみることも，興味深い試みと言えるかもしれない。

# 第4章

# 症　例

　この章では症例を提示し，**付録7**（p.199）の診断や支援に関するワークシートの具体的な使用を説明する。

## 1. 症例1　　25歳女性　阿須部るか（仮名）

### (1) 現症歴，その他

　**主訴**：職場に出られない，体調不良が続く。
　**家族歴・既往歴**：特記事項なし。
　**生活歴・現症歴**：出生時2920g。父母とも高校教諭。3歳下の妹がいる。1歳6カ月から保育園に通った。保育園では他の子どもとの交流は少なく，家族が迎えに来るまでじっと外を見ているような子どもだった。人見知りはしないが，おとなしい子どもと言われていた。お遊戯会や運動会は，他の子どもとワンテンポずれた動きをしていた。また乳児の泣き声や救急車のサイレンに強く反応して泣きだすことがあった。
　小学校の時は，1年生で「あ」や「お」を鏡文字で書くことが多かった。また運動は極端に苦手だった。偏食の問題もあり，給食を食べるのが極端に遅かった。3年生ごろから急に成績が良くなって，常にクラスでも上位になった。しかし成績の割には，忘れ物が多かったり，提出物が遅れたり，片づけができなかったりと，生活面はだらしないと言われていた。

友人関係は少なく，他のおとなしい子どもと2人で一緒にいることが多かった。小学校の授業参観で母親は，他の生徒に比べて発言のポイントがずれていて浮いているように感じた。

中学に入り，友達から無視されることが多くなった。吹奏楽部に入ったが，顧問の教師や先輩から，もっとまじめにやりなさい，と言われ，自分ではまじめにやっているつもりだったのにどうしたらいいか途方に暮れて，結局退部した。このころから人の目を見て話すのが苦手になった。また目上の人への苦手意識が過剰に強くなった。

高校時代もまわりから「変わっている」「ちょっとおかしい」などと言われていたが，自分ではどこを直せばいいのかわからなかった。自分が浮いていて，「変人」として扱われていることはなんとなく理解できた。このころ体調不良（めまい，ふらつき，疲労感など。月経時に特にひどくなる）で学校を休むことが多かった。また自分でも理由がわからないが突然涙が止まらなくなることがあった。大学受験に失敗し，1年自宅で浪人生活を送り，国立大学の文学部に合格した。

大学生になってボランティア関係のサークルに入った。率先して活動していたので，会計や副部長を任された。しかし下級生には，ほとんどの人が重要視していないきまりを過剰に厳しく遵守させようとするため，怖い先輩として恐れられていた。

大学を卒業して地元の公務員となった。はじめは事務中心の仕事を行っていたが，3年目から外部の人との交渉を行うことが増えてきた。外部から「失礼な態度をとる」という苦情が多くなり，またこの時の上司も苦手なタイプ（吹奏楽部の顧問に似ていた）で，強いプレッシャーを感じ，自分は職場内いじめを受けていると感じられるようになった。体調不良で休むことが増え，上司からは「（休みを取るのは）自分を甘やかしている証拠」「もっと社会人としての自覚を持つように」と強い口調（と本人には感じられた）で言われ，ますます職場に出にくくなった。家でじっとしていると，その上司の声が聞こえてくる気がして落ち着かなくなった。

X年6月，気分の落ち込み，意欲の低下から職場に出られないこと，体調不良が続くことを主訴として（母は「幻聴があるのでは」と言って統合失調症を疑っていた），当科外来を受診した。

### (2) 現在の発達症特性

「成人期の症状の聴取（質問例）」（巻末**付録4**〔p.185〕）を用いて，現在の問題点を調べた。必要のない部分は削除し，また書き加えた部分は丸ゴシック体で示した（**表4-1**）。

**表4-1．症例1の現在の発達症特性の評価**

---

### 対人関係の問題

（家族関係）
□家族との関係はどうですか？
　→誰とも話が合わず，会話も少ない（社会性：孤立型，コミュニケーション）
　→いつも文句を言われたり，注意されたり，怒られたりしている（社会性，コミュニケーション，想像力）
　→とても苦手な人がいる（社会性，被虐待体験？）
小さいころから家族とは誰とも気が合わず，ほとんど話をしなかったが，母とだけは必要に迫られて話をしていた。父からは小さいころから怒られてばかりで，自分では虐待されていたように思う。妹も小さいころは仲よくしていたが，父に似たきつい性格で批判されることも多く，現在は苦手としている
（母としては，子どものころはおとなしい子と思っていたが，だんだん気難しくなって，家族内でも孤立した状態となっている。父は確かに怒りっぽく，過剰に本人をしかることがあるが，虐待というほどではないと思う，と語った）

---

表 4-1.（つづき）

(職場での関係)
□これまで職場での人間関係はうまくいっていましたか？　現在はどうですか？
　→上司や取引先の相手から「失礼だ」「非常識」などと言われたことがある（社会性，コミュニケーション）
　→上司から仕事ができないことを指摘されたことがある（不注意）
　→同僚や部下から信頼されない（社会性）
　→不満が言えずに困ったことがある（社会性：受身型）
　職場の問題で悩んでいる。学生の時から不注意ミスが多かった。また外部の人から苦情を言われることも最近増えてきた。それらのことを上司に過剰に叱責され，反省文を書かされる。パワハラだと思う。上司が近くにいるだけで震えが止まらなくなる。また（浪人しているので）職場の同期で年下の人がいるが，こちらは敬語を使っているのに，年下のくせに敬語を使わず話しかけてくるのがものすごく腹が立つ。しかしこのような不満は職場ではだれにも話せず，家に帰って母に言うこともあるが，なかなかわかってもらえない。（母としては，職場の人とも話をして，まわりの人の問題よりも本人の受け止め方の問題が大きいと感じている。小さいころから同じような問題があった）

(友人関係)
□現在の友人との関係はどうですか？
　→友人はほとんどいない（社会性）
　→変わった人，非常識な人と言われる（社会性）
　現状として，大学のサークル時の友人から年に何回かメールが来るくらいで，友人関係と呼べる状態はほとんどない。以前から変人扱いされてきた

(全体的な対人関係)
□対人関係の問題で困っていることはありますか？
　前述の通り

表 4-1. (つづき)

□誰かから言われたことが繰り返し頭に浮かんだり,ビデオのように思い出されたりすることがありますか?
　→ある(フラッシュバック)
　これまでは父や中学の教師から言われたことがよみがえってきて,まるでその場に居るような感じになることは時々あった。現在は上司から言われた言葉が幻聴として(本人の表現)よみがえってくることが多い

### 職業上の問題

□職場では仕事はうまくいっていますか? 上司から仕事上のことで何か注意を受けたことはありましたか?
　→不注意ミスが多い(不注意)
　→仕事の段取りがうまくいかない,片づけられない(不注意)
　→スケジュール管理が苦手,ダブルブッキングがある(不注意)
　→職場での会議で話についていけない(不注意,コミュニケーション)
　→書類を作成するのに時間がかかる。また書類の内容構成がうまくできない(書き)
　もともと不注意ミスが多く,会議や新規の書類作成はあまり得意ではない。現状として職場に行っても考え事ばかりしているので,ますます仕事がさばけなくなった

### 日常生活の問題

□睡眠はうまくいっていますか?
　→朝からなかなか起きられない(身体)
　現在寝つきが悪く,朝も起きにくいが,人間として怠惰になることはよくないと思い,何とか定刻に起きている

表 4-1．（つづき）

□食事は適切にとれていますか？
　→食事のこだわりや偏食がある（想像力，感覚）
　食事は食品添加物や遺伝子組み換え食品のことが気になって，天然素材のものしかとらないように気を付けている．結果として偏っているかもしれない．ネット上で，食品添加物や遺伝子組み換え食品などのことを見だすと止まらなくなり，海外のサイトも含めて何時間も見てしまう
　（母としては，食品へのこだわりは家族でも困っている，自分だけ別のものを食べて食費が異様にかかっている，注意しても聞かない，と語っている）

□日常生活上，必要なことはできていますか？
　→部屋の片づけ，掃除ができない．洗濯をしない．自炊をしない（不注意・実行機能）
　→常に体調が悪い．体調の管理ができない（身体）
　食事には気を付けているが，常に体調不良が続いており，自分でも理由がわからない．生理の時は生理痛も含めて特にひどい状態となる．もともと部屋の片づけや家事は苦手だが，体調不良でさらにできなくなっている

□日常生活上，困ったことはないですか？
　→忘れ物，失くし物が多い（不注意）
　→人ごみや，バスや電車に乗ることが苦手（社会性，感覚）
　→他の人があまり気にしないような感覚刺激が極端に気になる（感覚）
　もともと忘れ物は多かった．また人ごみの中に行ったり，バスや電車に乗るのは好きではない．現状としてはほとんど外出できない状態．家庭でも職場でも，だれかが鼻をすすっている音が極端に気になる，また皮膚が触れ合う感覚も苦手

## （3）幼児期・小児期の状態の評価

　上記のような結果で，ASDの可能性が高いと考え，小児期の状態を調べるために，母親に対して「発達歴・成育歴の聴取（質問例）」（巻末**付録**

5〔p.190〕）を使用し，面接を行った（**表4-2**）。

表4-2．症例1の幼児期・小児期の状態の評価

### 発達歴・成育歴　0-1歳ごろ

□よく泣く赤ちゃんでしたか，それともとても静かな赤ちゃんでしたか？
　→静かな赤ちゃんで，いるのかいないのかわからないくらいおとなしかった（社会性）
　おとなしく，あまり手がかからない赤ちゃんだった

□よく視線は合いましたか？　愛想よく笑う赤ちゃんでしたか？　人見知りはどうでしたか？
　→無愛想な方（社会性）
　→人見知りがない（社会性）
　視線は合っていたような気もするが，よく覚えていない。あまり愛想がいい方ではなかったと思う。人見知りはなかった

□はいはいをしだしたとき，他の赤ちゃんより動きが多かったですか？
　特に問題なかったと思う

### 発達歴・成育歴　1-3歳ごろ

□初めて歩いたのは何歳何カ月ですか？　歩き方や動きの特徴は何かありましたか？
　母子健康手帳には，1歳ごろには歩いていたように書いている。特徴は覚えていない

□言葉の遅れや言葉の面での他の子どもと違う特徴はありましたか？
　→初めて意味のある言葉が出た時期が同年代の子どもより遅い（コミュニケーション）
　→初めて出た意味のある言葉が，子どもらしくない（「まんま」「ママ」「パパ」「はーい」とかではなくもっと具体的）（コミュニケーション，社会性）

表4-2.（つづき）

→他の子どもよりも無口な方（社会性，コミュニケーション）
2歳まで意味のある言葉が出ずに心配していたが，あるとき突然「ごはんください」と割とはっきり言ったのでびっくりした。他の子どもに比べるとおしゃべりは少なく，「るかちゃんはおとなしいね」とまわりからよく言われていた

□自分が興味のあるものを他の人にも見てほしいという感じで，何かを持ってきて見せたり，指さしたりして，相手の反応を見ることはありましたか？
→なかった（社会性，コミュニケーション）
自分が興味のあるものを人に見せたりするのは全く記憶にないので，なかったと思う

### 発達歴・成育歴　3-6歳ごろ

□何歳から保育園あるいは幼稚園に行きましたか？（1歳6カ月で保育園に）
通園の状況はどうでしたか？
→先生や保護者の方に誘導されないと，友達の輪の中にすんなり入れなかった（社会性）
自分から友達の所へ行くことはなかった

□一人遊びが多かったですか，それとも友達と遊ぶことが多かったですか？また一人遊びはどのようなことをしていましたか？
→一人遊びが多かった（社会性）
→特定の絵本や図鑑を見たり，ブロック遊びをしたり，特定のおもちゃで遊んだりすることが多かった（想像力）
ほうっておくと，ずっと一人でお絵かきをして遊んでいた。いつも魚介類の図鑑を持ち歩いて，中身はすべて覚えていた。記憶力はよかった

表 4-2.（つづき）

□友達との遊びはどのようなものが多かったですか？
　→ごっこ遊びなど，社会的想像力の必要な遊びを，役割を分担して行うことがなかった（想像力，社会性）
　→友達から言われるままになっていた（社会性：受身型）
　自分が主体となって，ごっこ遊びをしているところは見たことがない。年上のいとこと遊ぶときは言いなりになっていた

□不器用な感じはありましたか？
　→よく転んだりすることがある（不注意，運動）
　→自転車や三輪車に乗れるようになるのが他の子どもより遅かった（運動）
　→お遊戯がうまくできない（運動，社会性）
　明らかに不器用だった。転んで顔をけがしても泣かなかったので，我慢強い子だと思った。自転車は結局乗れなかった。お遊戯は他の子どもと比べてワンテンポずれていた

□活発さや落ち着きに関してはどうでしたか？
　→動きが少なく，ぼーっとしていた（不注意，社会性）
　あまり活発ではなかった

□感覚が他の子どもと違うように感じることはありましたか？
　→感覚が過敏だった（感覚）
　感覚は過敏で他の赤ちゃんの泣き声や救急車のサイレンの音が嫌いだった

## 発達歴・成育歴　6-12歳ごろ

□小学校では，得意科目や不得意科目はありましたか？
　→国語が特に苦手だった→作文（書字，社会性，想像力）
　→体育が苦手だった（運動，社会性）
　国語では，作文を書くのが苦手だった。自分で文章の構成を考えるのができないようだった。体育は全般的に苦手だった。ボール運動や競走，器械運動など，すべて苦手だった。特に団体競技が苦手だった

表 4-2.（つづき）

```
□小学校では，友達関係はどうでしたか？
  →友達関係はほとんどなかった（社会性：孤立型）
  →いじめられていた（社会性，コミュニケーション，想像力，不注意）
  友達は少なく，いじめられていた


□小学校では，先生や家族から注意されることはありましたか？
  →忘れ物が多かった（不注意）
  →授業中ぼんやりしていた（不注意）
  →部屋の片づけができていなかった（不注意・実行機能）
  →休みが多かった（社会性，身体，感情のコントロール）
  忘れ物が多く，宿題は大体できていたが，夏休みの宿題などはぎりぎり
  にならないとしなかった。授業中にもう少し集中した方がいいというこ
  とは，先生から言われたことがある。部屋の片づけはとても苦手だった
```

巻末付録4（p.185），付録5（p.190）を使った診察（表 4-1，表 4-2）の結果，社会性，コミュニケーション，想像力の問題がこの人の中心的な問題であることが推測された。また不注意，感覚，身体などの問題も併存していることが考えられた。このような傾向は幼少時から，現在まで持続していた。

## (4) WAIS-IIIを用いた行動評価，その他の検査結果

次に臨床心理士がWAIS-IIIを行い，行動特性評価表を使って検査中の行動を評価した。

### 1) WAIS-III：検査の数値

検査の数値としては以下の通りである。
WAIS-IIIで，言語性IQ：115，動作性IQ：95，全検査IQ：107
群指数は，言語理解：120，知覚統合：103，作動記憶：130，処理速度：

言語性では数唱や語音配列は 16 とかなり高いが，理解だけが 4 ととびぬけて低い。また動作性では，絵画完成は 12 で比較的高いが，絵画配列は 6 でかなり低かった。解釈として，数唱や語音配列では，数字を視覚的に頭に思い描く方法をとっていたので，聴覚的情報を視覚的情報に転換して記憶する能力にたけていることが推測された。言葉の辞書的な意味はよく記憶していたが，それを用いて社会的なルールを説明することは極端に苦手であった。また，絵画配列に関しては，画の人物の表情には全く注目しておらず，ストーリーも読み間違いが多かったため，社会性の問題が背景にあることが推測された。

### 2) WAIS-III：行動評価

臨床心理士は以下のように評価していた（「WAIS-IIIでの発達症の行動特性評価表」は，巻末**付録 1**〔p.174〕参照）。

a.「理解」
- 間違った社会的信念や社会的常識感覚のずれあるいは欠落がある（社会性）
- マニアックな，あるいは詳しすぎる説明（社会性，想像力）

※たとえば「封がしてあって，あて名が書いてあり，切手も貼ってある封筒が道に落ちているのを見つけたら，どうしますか」という質問では，「私はどんなものでも，道に落ちているものには手を触れません。泥棒と間違われたら困るので」と，自分なりの生活上のルールを答え，0 点となった。また「食べ物を煮たり焼いたりして調理するのはなぜでしょうか？ いくつか挙げてください」という問いに「煮たり焼いたりするよりも大事なことがあります。それは遺伝子組み換え食品の問題です」と，問題には直接答えずに，自分の興味のあるテーマについての話ばかりしたため，やはり 0 点と評価された。

b. 「絵画配列」
- 表情へ注目しない，表情を読み間違う（社会性）
- ストーリーを読み間違う，独特の解釈をする（社会性，想像力）
- 背景への過度な注目（社会性，中枢性統合）

※たとえば問題4では，「たぶん意味がないとは思いますが」と断ったうえで，「話をしている人のマイクの下についている短い電線の長さが変化している」ことが気になった，と話した。各人物の表情には注目していなかった。ストーリーも「話をしている人が，手を徐々に持ち上げている」と，独特の解釈をしていた。

c. 「休み時間」「その他」の行動観察
- アイコンタクトが少ない，挨拶がうまくできない（社会性）
- 表情や話し方，服装などが独特である（コミュニケーション，社会性）
- 転びそうになったり，何かを倒したりして音を立てる（不注意）
- 外部の刺激に気をとられて，注意力が落ちる。感覚刺激に過剰に反応する（不注意，感覚）

※あまり視線は合わないが，時に無遠慮なほどこちらの目を覗き込んでくる。表情は変化に乏しく，話し方は抑揚がない。服装は原色の組み合わせが多く，やや奇異な印象を受ける。検査中，ちょっとした物音で注意がそれやすい傾向がみられた。


3) その他の検査結果
- PARS：幼児期ピーク18点，中学生以降32点
- AQ-J：38点
- ASSQ-R：26点
- 紙芝居形式による「心の理論」高次テスト（日本版）：一部「わかりません」という回答
- 比喩皮肉文テスト：全問正解

- 社会的常識テスト：社会的な常識感覚のあきらかなずれがみられる

※以上の 1)～3) の結果は，前記の面接による症状評価と矛盾がなく，総合的に考えて，主診断は ASD で，併存する発達症特性として不注意の問題があり，二次障害として，うつ状態が考えられた。

### (5) 発達症の症状評価・支援のためのワークシート

これまでの評価を参考にして，「発達症の症状評価・支援のためのワークシート」（巻末付録 7〔p.199〕参照）を作成した（**表 4-3**）。

表 4-3. 症例 1 の発達症の症状評価・支援のためのワークシートへの記入

```
ワークシート作成日時：　XXXX 年　XX 月　XX 日
氏名：　阿須部るか　25 歳女性
生年月日：　XXXX 年　XX 月　XX 日
診断：
・発達症としての主診断：ASD
・併存する発達症特性：不注意の問題
・二次障害：うつ状態
WAIS-III の結果：言語性 IQ：115，動作性 IQ：95，全検査 IQ：107
　言語理解：120，知覚統合：103，作動記憶：130，処理速度：92
　発達症特性：社会的常識感覚の問題，他人の表情に注目しないなど
環境的問題：
・養育環境：父が極度に怒りっぽく，よく叱られていた。本人は虐待されていた，と語る
・心的外傷体験：父や中学教師，上司から言われたことが，トラウマとなっている。フラッシュバックもある
・その他の不適切な環境因子：いじめ体験あり。特に中学，高校
身体的問題：体調不良（めまい，ふらつき，疲労感など。月経時に特にひどくなる）
・脳波，頭部 MRI，血液検査：特記事項なし
問題行動：特になし
```

表 4-3.（つづき）

| | 症状 | 対策 |
|---|---|---|
| 社会性の障害 | ・他者に対して情緒的な交流がうまくできない<br>・社会的な常識感覚のずれがある<br>・対人関係がうまくいかない<br>・社会的に孤立している。就労していても，余暇の時間をほとんど一人で過ごす | ・ソーシャルスキルの個別練習<br>・ソーシャルストーリー，コミック会話の活用<br>・自分に必要な社会的知識を書きとめる（一行の金言） |
| コミュニケーションの障害 | ・自分の考えをうまく表現できない<br>・話の内容がすんなり頭に入らない<br>・相手の考えが読めない<br>・しぐさや表情を読み取れない<br>・会議などでの混乱，ついていけない | ・コミュニケーション練習帳，単語帳の作成<br>・表情の自己トレーニング |
| 想像力の障害 | ・自分独自のルールへのこだわり<br>・ルーチンへのこだわり<br>・興味が限定している（食品添加物，遺伝子組み換え食品など）<br>・変化に弱い<br>・先読みができない | ・TEACCH のスケジュールやワークシステムの活用 |

表 4-3. (つづき)

| | 症状 | 対策 |
|---|---|---|
| 不注意・実行機能障害 | ・仕事で不注意ミスが多い<br>・仕事上で、注意の持続が困難<br>・「上の空」と上司から注意される<br>・仕事の優先順位を考え、段取りを決めるのが苦手。計画を立てるのが苦手<br>・仕事を先延ばしにする<br>・書類、財布、鍵などをなくす<br>・仕事中でも気が散りやすい | ・手帳（スケジュール，やることリスト，雑記帳），付箋などの活用（仕事の自己マネジメント）<br>・仕事上のミスをなくすための工夫（指さし，声出し確認，ミスの事例集作成，仕事のマニュアル化） |
| 多動性 | | |
| 衝動性 | | |
| 知能のかたより(LD含む) | (書字)<br>・字を書くことに苦手意識が強い<br>・文章を書くことが苦手 | (書字)<br>・ワープロの活用<br>・文書作成では，事前にフォーマットをつくる |
| 感覚の問題 | ・聴覚過敏のため，仕事に集中できない（誰かが鼻をすすっている音など）<br>・触覚過敏のため，他者との交流が時につらくなる | ・耳栓，イヤーマフなどの活用<br>・周囲の理解が必要 |
| 感情のコントロールの問題 | ・自分の感情に気付かない<br>・ストレス・マネジメントができない | ・CAT-kit の活用<br>・ストレス・マネジメント |

表 4-3.（つづき）

| | 症状 | 対策 |
|---|---|---|
| 身体・運動の問題 | ・体調不良を起こしやすい<br>・疲労感がたまりやすい<br>・不器用 | （体調不良）<br>・身体科の受診<br>・睡眠の評価<br>・適切な休憩の取り方を学ぶ<br>・リラクゼーションとソフトエクササイズ |
| 二次障害・併存障害 | ・症状：うつ，不安，身体化症状，フラッシュバック<br>・自己評価：低いが，どちらかと言うとまわりが悪いと思っている<br>・診断：うつ状態 | 精神療法・薬物療法について検討 |

有効なコミュニケーション：文字を 18 ポイントにして，モニターに表示
治療計画：
- 薬物療法：SSRI を使用
- 体調不良の問題：内科・婦人科の受診，ストレス・マネジメント
- 社会性・コミュニケーションの問題：ソーシャルストーリー，コミック会話の活用，コミュニケーション練習帳
- 職場復帰のための環境づくり
- 不注意の問題：手帳や付箋の使い方

治療に生かせそうな特性（強み，独特の興味など）：一度軌道に乗れば，毎日の生活のリズムは比較的安定しやすい傾向を持つ。もともとの知的能力は高く，告知がうまくいけば治療にのっていける可能性が高い。

サポートチーム：
- 家族：母　阿須辺つばさ　電話 090-XXXX-XXXX）
- 職場：上司　蛭家逸氏　電話 XXX-XXX-XXXX
- 支援機関：発達障害者支援センター　担当　芦田佳奈子氏　電話 XXX-XXX-XXXX

### 治療経過

「有効なコミュニケーション」として，文字を 18 ポイントにして，モニターに表示。また面接後に尋ねたかったことをワープロで打って，次回の面接時に持ってきてもらうという方法をとった。

治療に入る前に，スライドを使った告知により，自己理解を深め，今後通院によって現在の状態が改善する可能性があることを知らせた。また家族や職場（診断書作成）に現在の状態を伝え，しばらくはゆっくり休める状況が必要なことを伝えた。また地元の発達障害者支援センターを紹介し，生活上のアドバイスを受けるように勧めた。それぞれの支援の中心となる人物と定期的に連絡をとれるようなシステムづくりを行った。

治療としては，薬物療法として，フラッシュバックやうつ状態に対して，エスシタロプラム 5mg より開始。10mg で維持した。

体調不良の問題について，内科・婦人科の受診を勧め，身体科的問題がないことを確認し，ストレス・マネジメント（特にリラクゼーションとソフトエクササイズ）の手法を伝えた。TEACCH を参考にして，毎日安心して生活できるように，日々のスケジュールを作成した。

社会性・コミュニケーションの問題について，ソーシャルストーリー，コミック会話を活用し，本人が不安に感じる社会的場面の理解を促しその対応を考えた。実際にシナリオをつくり，場合によってはロールプレイを行った。シナリオは「コミュニケーション練習帳」として残し，何度か復習した。またノートに自分に必要な社会的知識を短い言葉で書きとめ，何度か見返すように指導した（本人は敬語の使い方が苦手だったので，実際に本を買ってきて敬語の使い方について練習した）。過去のことを振り返る場合には，フラッシュバックの出現に十分な注意を払った。

初診後 2 カ月ほどでうつ状態は改善傾向となったため，職場復帰のための環境づくりを行った。職場には，復帰時には現在の上司とは別の部署となること，外来がない部署が望ましいことなどを伝えた。何度か試験的な出勤を行い，また復帰後も段階的に勤務時間制限を外していった。本人に

は事前にこの計画のすべてを文書化して渡し，先の見通しが立つようにした（本人が実行可能な計画となるように配慮した）。

職場復帰後は，社会性・コミュニケーションの問題についての対応を継続して行うとともに，手帳や付箋の使い方など，不注意傾向についての対策を少しずつ進めた。

初診から1年以上たった現在，3-4週間に1度の通院を続け，仕事を休むことはほとんどなくなり，職場への適応状況も徐々に改善してきている。

## 2．症例2　　31歳男性　中井忠雄（仮名）

### (1) 現症歴，その他

主訴：夫婦間の関係がうまくいかない。

家族歴：父は医師，母は看護師だったが，本人が中学生の時に両親が離婚。以後，母親に引き取られ，弟と育てられる。

本人の5歳の子どもが，ADHDと診断されている。

既往歴：幼少時よりアトピー性皮膚炎で皮膚科へ通院。現状ではひどい時だけ塗り薬を使用している。5歳ごろに階段から転落し，右腕上腕骨骨折。小学2年ごろ，交通事故。意識障害なし。頭部CTで異常所見なし。

生活歴・現症歴：乳児の時は，よく泣く赤ん坊だった。祖母から「この子はかんしゃく持ち」と言われていた。幼稚園に行く前から，よく転んだりしてけがをしていた。また3-4歳ごろから気付いたら家を飛び出して行こうとするので，目が離せなかった。5歳ごろ，家中の壁に油性マジックで落書きをして，壁紙を張り替えたりするのに大変なお金がかかった。小児科に多動について相談に行ったら「今後落ち着いてくるかもしれないので，様子を見ましょう」と言われた。既往歴にあるように，本人が急に走り出すことが原因で，何度か怪我をしている。

小学校時は，何とか椅子に座ることはできたが，座っていても落ち着かず，もじもじそわそわして，教科書に落書きばかりしていた．休み時間や放課後は，走り回って遊ぶことが多かった．朝は毎日ほとんど遅刻ぎりぎりで，全力で走って学校に行っていた．忘れ物が多く，先生から「忘れ物チャンピオン」と言われていた．テストの成績はまあまあよかったが，ケアレスミスが目立った．連絡プリントは一度も家に持って帰ってきたことはなかった．夏休みの宿題は，ほぼ最終日に開始して間に合わなかった．片づけも全くできなかった．

運動は何でも好きだった．高いところを好み，マンションの6階の踊り場で遊んでいて，危うく落ちそうになったこともあった．

中学高校と，「キレやすい」と言われていた．不用意な発言で相手を傷つけてしまうことも多かった．対人関係はあまりよくなく，一時期，仲間はずれにされることもあった．高校を卒業し，大学の看護学科へ．

大学時代は，女性との交際が多く，付き合ってはすぐに別れる状態だった．まわりから「女好き」とうわさされたが，本人にはそのような気持ちはなく，気付いたら付き合っているという状態だった．また風俗の店に行き，性病をもらってきたこともあった．また遅刻が多く，レポートをぎりぎりならないと手を付けないなど，先延ばし傾向が目立ったが，何とか卒業できた．

卒業後，外科系の病院に看護師として就職した．仕事に対してはとても熱心で，患者さんからの受けもよかったが，年輩の女性看護師と衝突することが多く，2年で病院をかわった．そこで病院の事務員だった現在の妻と出会い，子どもができて結婚した．

結婚後1年ごろから，家庭でけんかが絶えなくなった．長男は保育園に行っていたが，3歳ごろに保育士より多動傾向を指摘され，5歳になって大学病院を受診し「ADHD」と診断された．職場では仕事熱心ではあるが，ときに遅刻があり，また机のまわりを整理できず問題視されている．職場でも家庭でも，失言や暴言が多いため，トラブルが多発している．ま

た趣味のベース・ギターやバンド活動に没頭しすぎる傾向がある。

　子どもがADHDの診断を受けているため，夫もその傾向があるのではないかと妻が考え，妻と共通の友人からも強く勧められ，当科受診となった。

## (2) 現在の発達症特性

　「成人期の症状の聴取（質問例）」（巻末**付録4**〔p.185〕参照）を用いて，本人と妻から現在の問題点を聞いた。必要のない部分は削除し，また書き加えた部分は丸ゴシック体で示した（**表4-4**）。

**表4-4．症例2の現在の発達症特性の評価**

---

### 対人関係の問題

**（家族関係）**
□家族との関係はどうですか？
　→いつも文句を言われたり，注意されたり，怒られたりしている（多動性，衝動性，不注意，社会性）
　→言い争いになる（衝動性）
　→（家族から見ると）一方的に話す。注意しても頭に入らない（多動性，不注意）
　いつも妻から腹の立つことを言われるため，言い争いが絶えない。自分も怒りっぽいと思うが，妻も余計なことを言いすぎると思う
　（妻からすると，車の運転でスピードを出しすぎたり，目上の人に対しても失礼な口をきいたり，注意したくなることがとても多いという。しかし話は一方通行で，こちらの注意は耳に入らないとのこと）

**（職場での関係）**
□これまで職場での人間関係はうまくいっていましたか？　現在はどうですか？
　→上司や取引先の相手から「失礼だ」「非常識」などと言われたことがある（社会性，衝動性）

表 4-4.（つづき）

→上司から仕事ができないことを指摘されたことがある（不注意）
→同僚や部下についつい怒鳴ってしまったことがある（社会性，衝動性，感情）
→職場の人間関係の問題で，仕事が続けられなかったことがある（社会性）
自分ではよくわからないが，上司から「調子に乗るな」などと言われることがある。自分はそのつもりはないが，どうも相手から見ると偉そうにしているように見えるようだ。不注意ミスや記録の書き落としを上司から指摘されることが時々ある。後輩や同僚に怒鳴ってしまうことも多い。そのようなことが原因で職場に居づらくなり，仕事を辞めたことが何回かある
（妻によると，本人はいつも周囲とのトラブルが多く「職場の奴はバカばっかり」「やめてやる」というようなことばかり言っている。社会的な常識がないように思う）

（友人関係）
□現在の友人との関係はどうですか？
　→変わった人，非常識な人と言われる（社会性，衝動性）
　友達は多いが，本当にわかり合える人は少ない
　（妻によると，普段は陽気でよく冗談を言うが，きれやすく，理解不能のところがある。女性には積極的で，よく声をかけているみたいだが，あきやすい傾向があるとのこと）

（全体的な対人関係）
□対人関係の問題で困っていることはありますか？
　→物忘れがひどい，用事をお願いしてもすぐに忘れる，片づけができないと言われる（不注意）
　→おしゃべりで落ち着きがないと言われる（多動性）
　→怒りっぽい，我慢ができない，待てない，と言われる（衝動性，感情）
　よくしゃべると言われるし，我慢ができない傾向は自分でも認める
　（妻からすると，用事を頼んでもすぐに忘れてしまう，片づけは全くしないとのこと）

表 4-4.（つづき）

### 職業上の問題

□職場では仕事はうまくいっていますか？　上司から仕事上のことで何か注意を受けたことはありましたか？
　→不注意ミスが多い（不注意）
　→仕事の段取りがうまくいかない，片づけられない（不注意）
　→遅刻が多い（不注意，想像力）
　記録の書き落とし，誤字，日付の間違いなどは多い。家でも職場でも片づけは苦手。遅刻も多い方だと思う
　（妻は一緒に働いているときも，うっかりミスが多い人だと感じていた）

### 日常生活の問題

□睡眠はうまくいっていますか？
　→不規則になりやすい（不注意）
　→朝からなかなか起きられない（不注意）
　夜はなかなか寝る気にならない。夜更かしをするので朝がつらい
　（妻によると，夜遅くまで飲みに行って帰ってこなかったり，家に居てもギターの練習やインターネットの動画に没頭したりして，寝るのはいつも遅い）

□食事は適切にとれていますか？
　→食事をとる時間が不規則的（不注意）
　→食べ過ぎる（衝動性）
　シフトがあるので，生活はどうしても不規則になる。飲みに行くとついつい飲み過ぎる

## 表 4-4．（つづき）

☐日常生活上，必要なことはできていますか？
→部屋の片づけ，掃除ができない．洗濯をしない．自炊をしない（不注意・実行機能）
→テレビやインターネット，携帯電話などに没頭して，時間を多く費やすため，必要なことができない（衝動性）
家事は嫁がやるものだと思うので自分はしない
（妻によると，自分も同じように仕事をしているのに，自分の方が忙しいと言い張り，家事の手伝いをしない．妻が熱があってつらい時でも，自分は勝手に外出したり，ギターを弾いたりしているため，仕方なく妻が家事全般を行っている．この人は他人の気持ちがわからないと感じることが多い）

☐日常生活上，困ったことはないですか？
→忘れ物，失くし物が多い（不注意）
→時間を守れないことが多い（不注意）
→衝動買いが多い（衝動性）
→アルコール，タバコ，コーヒーなどの摂取量が多い（不注意，衝動性）
→次々にいろいろな契約をしては解除している（衝動性）
→車の運転が乱雑だったりスピードを出し過ぎたりする．交通違反や事故が多い（不注意，衝動性，多動性）
自分でもいろいろと困った点はあると思う
（妻によると，上記の点はすべてあてはまる．いろいろなところでお金がかかり，家族としてはたまらない，と言う．車は中古ではあるが，分不相応の外車に乗っている．スピード違反で免停になったこともあり，またかなりの頻度で事故を起こしている．また酒は毎日飲むわけではないが，一度飲みだすと止まらなくなり一升くらい飲んでしまうこともある．朝まで飲み続けることも多い．ギターなども高価なものを衝動的に買ってくる）

## (3) 幼児期・小児期の状態の評価

　上記のような結果で，ADHDの可能性が高いと考え，小児期の状態を調べるために，母親に対して直接面接を行う予定であったが，本人がどうしても母親を呼ぶのは抵抗があると言うため，「発達歴・成育歴の聴取（質問例）」（巻末**付録**5〔p.190〕参照）を使用し，電話で母親に面接を行った（**表**4-5）。

**表**4-5．症例2の幼児期・小児期の状態の評価

---

**発達歴・成育歴　0-1歳ごろ**

□よく泣く赤ちゃんでしたか，それともとても静かな赤ちゃんでしたか？
　→泣き方がひどい，かんしゃくがひどい（衝動性，感情）
　→抱っこしていても反り返って暴れた（多動性，衝動性）
　　寝せようとしてもなかなか眠らずに，夜泣きも多く大変だった

□はいはいをしだしたとき，他の赤ちゃんより動きが多かったですか？
　→動きが多い（多動性）
　　とにかく落ち着かずに動き回っていた

**発達歴・成育歴　1-3歳ごろ**

□初めて歩いたのは何歳何カ月ですか？　歩き方や動きの特徴は何かありましたか？
　→他の赤ちゃんより動きが多かった（多動性）
　　1歳ごろに歩きだした

□言葉の遅れや言葉の面での他の子どもと違う特徴はありましたか？
　→他の子どもよりもおしゃべりな方（多動性，コミュニケーション）
　　男の子にしてはよくしゃべると思った。大きな声で歌ったり，お笑いの人のまねをしたりしていた

---

表4-5.（つづき）

### 発達歴・成育歴　3-6歳ごろ

□何歳から保育園あるいは幼稚園に行きましたか？（3歳から幼稚園）
　通園の状況はどうでしたか？
　→行き渋りがあった（感情，社会性）

□一人遊びが多かったですか，それとも友達と遊ぶことが多かったですか？
　→おもちゃを壊したり，分解したりしてしまうことが多かった（衝動性）
　ロボットのおもちゃはよく腕や足がなくなっていた。時計などを分解することもあった

□友達との遊びはどのようなものが多かったですか？
　→一方的に友達に自分のやりたいことをさせていた（社会性）
　→破壊的で乱暴な遊びをすることが多かった（多動性，衝動性）
　近所にいた友達がおとなしい子だったためか，その子を手下のように扱っていた。その子の親の前でも同じような態度だったので，親として気まずかった。もっと思いやりを持ってほしいと思った
　テレビのリモコンなどを投げて遊んで，壊してしまうことがあった

□不器用な感じはありましたか？
　→絵を描くことや，線に合わせてはさみで切ることが苦手（運動）
　細かいことは苦手だった

□活発さや落ち着きに関してはどうでしたか？
　→いつも動き回っていた。高いところが好きでよく登っていた。（多動性，衝動性）
　→他の子どもに比べるとおしゃべりと言われていた（多動性，衝動性）
　いつも動き回っているか，歌っていたという印象

### 発達歴・成育歴　6-12歳ごろ

□小学校では，得意科目や不得意科目はありましたか？
　→国語が特に苦手だった（社会性）
　→全般的に苦手だった（不注意，多動性，衝動性）

表 4-5. (つづき)

> 国語は登場人物の心情の理解が苦手だった。また勉強は全体的に好きではなく，家で全然勉強しなかった。しかし成績は普通だった
>
> □小学校では，友達関係はどうでしたか？
> →感情を抑えられず，けんかばかりしていた（衝動性，感情のコントロール，社会性）
> 友達は多い方だったが，けんかも多かった。他の子どもに対する思いやりのなさが目立った。まわりからはきれやすい子どもとして，ちょっと距離を置かれていた
>
> □小学校では，先生や家族から注意されることはありましたか？
> →忘れ物が多かった（不注意）
> →宿題ができていなかった（不注意・実行機能）
> →部屋の片づけができていなかった（不注意・実行機能）
> →遅刻が多かった（不注意・実行機能，想像力，身体）
> →おしゃべりやいたずらが多かった（多動性，衝動性）
> 先生からは注意されることが多かったが，ほとんど反省することなく同じようなことを繰り返していた。この子の父親そっくりだと思った

巻末**付録 4**（p.185），**付録 5**（p.190）を使った診察（**表 4-4**，**表 4-5**）の結果，多動性，衝動性，不注意の問題があることがわかった。また一部社会性の問題（共感性の問題）もあることが推測された。このような傾向は幼少時から，現在まで持続してみられた。

## (4) WAIS-III を用いた行動評価，その他の検査結果

次に臨床心理士が WAIS-III を行い，行動特性評価表を使って検査中の行動を評価した。

### 1) WAIS-III：検査の数値

検査の数値としては以下の通りである。

WAIS-III で，言語性 IQ：106，動作性 IQ：106，全検査 IQ：107
　群指数は，言語理解：104，知覚統合：114，作動記憶：102，処理速度：86

### 2) WAIS-III：行動評価

　臨床心理士は以下のように評価していた（「WAIS-III での発達症の行動特性評価表」は，巻末**付録 1**〔p.174〕参照）。

a.「符号」
- 書き間違いや不注意ミスが多い（不注意，衝動性）

※符号では書き間違って訂正した部分が多かった。

b.「類似」「理解」
- しゃべりすぎる（多動性）

※全体として，ああでもないこうでもないと話しすぎる傾向があった。

c.「組合せ」
- ピースを動かすスピードは速いが，あまり考えずに並べている（衝動性，不注意）

※最後だったのでかなり集中力が落ちている感じで適当にやっている感じだった。

d.「休み時間」「その他」の行動観察
- 落ち着かず，動き回る（多動性）
- 後の方になると集中力が落ちる（不注意）
- 座っていても，落ち着かない様子で体を動かす（多動性）
- 作業をしている評価者にむかって一方的に話し続ける（社会性）

※全体として，どうでもいいことをよくしゃべり，落ち着きがない状態だった。検査中も体をゆすったりして落ち着かず，最後の方はかなり集中力が落ちていて，ミスが多くなり，少しイライラしている様子がみられた。評価者がやや忙しそうにしていても，それに対する配慮はなく一方的に音楽の話をしてくる状態だった。

3) その他の検査結果

- CAADID（本人・妻）
  不注意：小児期3項目，成人期3項目
  多動性・衝動性：小児期6項目，成人期9項目（小児期については本人述）
- CAARS（本人）A. 不注意／記憶の問題66, B. 多動性／落ち着きのなさ77, C. 衝動性／情緒不安定72, D. 自己概念の問題60, E. DSM-IV 不注意型症状64, F. DSM-IV 多動性‐衝動性型症状80, G. DSM-IV 総合 ADHD 症状78, H. ADHD 指標76（数字はすべて T 値）
- CAARS（妻）A. 不注意／記憶の問題72, B. 多動性／落ち着きのなさ83, C. 衝動性／情緒不安定82, D. 自己概念の問題62, E. DSM-IV 不注意型症状68, F. DSM-IV 多動性‐衝動性型症状86, G. DSM-IV 総合 ADHD 症状85, H. ADHD 指標79
- ADHD-RS-IV：母親に小学校までのことを想定して記入してもらうようにと，本人に依頼したが，本人が母親に渡さなかったため，評価不能であった
- 通知表にも「友達ともっと仲良く」と記載あり

※以上，すべての面接や検査の結果より，主診断は ADHD で，併存する発達症特性として社会性の問題が考えられた。

## (5) 発達症の症状評価・支援のためのワークシート

これまでの評価を参考にして「発達症の症状評価・支援のためのワークシート」（巻末**付録7**〔p.199〕参照）を作成した（**表 4-6**）。

表 4-6. 症例 2 の発達症の症状評価・支援のためのワークシートへの記入

ワークシート作成日時： XXXX 年　XX 月　XX 日
氏名： 中井忠雄　31 歳男性
生年月日： XXXX 年　XX 月　XX 日
診断：
- 発達症としての主診断：ADHD
- 併存する発達症特性：社会性の問題（共感性の欠如）
- 二次障害：特になし

WAIS-III の結果：言語性 IQ：106，動作性 IQ：106，全検査 IQ：107
　言語理解：104，知覚統合：114，作動記憶：102，処理速度：86
　発達症特性：多弁，落ち着きのなさ，注意集中の持続困難

環境的問題：
- 養育環境：幼少時より，両親の関係はあまり良いものではなく，父親の浮気が原因で，本人が中学生の時に両親は離婚となった
- 心的外傷体験：特になし
- その他の不適切な環境因子：はっきりとしたいじめ体験はなし

身体的問題：
- 脳波，頭部 MRI，血液検査：γ-GTP の軽度上昇以外特記事項なし

問題行動：暴言，乱暴な運転，アルコール多飲，金遣いの荒さなど

| | 症状 | 対策 |
|---|---|---|
| 社会性の障害 | ・他者に対して情緒的な交流がうまくできない<br>・社会的な常識感覚のずれがある<br>・対人関係がうまくいかない<br>・他者に話しかけても一方通行になる | ・ソーシャルスキルの個別練習 |
| コミュニケーションの障害 | | |
| 想像力の障害 | | |

表 4-6.（つづき）

| | 症状 | 対策 |
|---|---|---|
| 不注意・実行機能障害 | ・仕事で不注意ミスが多い<br>・仕事上で，注意の持続が困難<br>・「上の空」と上司から注意される<br>・仕事の優先順位を考え，段取りを決めるのが苦手。計画を立てるのが苦手<br>・書類，財布，鍵などをなくす | ・手帳（スケジュール，やることリスト，雑記帳），付箋などの活用（仕事の自己マネジメント）<br>・仕事上のミスをなくすための工夫（指さし，声出し確認，ミスの事例集作成，仕事のマニュアル化） |
| 多動性 | ・会議中落ち着かない<br>・仕事中も頻回に席を離れる<br>・落ち着かない感じ<br>・静かにすることができない<br>・多動<br>・多弁 | ・行動のマネジメント（スケジュールを決めて余分な時間をつくらない） |
| 衝動性 | ・相手が話し終える前に話し始める<br>・順番待ちやその他の待つことが苦手<br>・他人が傷つくことをついつい言ったりしたりしてしまう<br>・熟慮せずに行動する（金銭管理の問題，アルコール，タバコなどの摂取・食事量のコントロール不良） | ・視覚化を用いた金銭管理（レシートやカード明細を活用）<br>・衝動的な言動を防ぐ習慣づけ（発言内容を視覚化，一呼吸おくスキル） |
| 知能のかたより(LD含む) | | |
| 感覚の問題 | | |

表 4-6.（つづき）

| | 症状 | 対策 |
|---|---|---|
| 感情のコントロールの問題 | ・易怒的傾向，好訴的傾向，反社会的行為 | ・アンガーコントロールトレーニング<br>・ストレス・マネジメント |
| 身体・運動の問題 | | |
| 二次障害・併存障害 | ・アルコール乱用傾向 | |

有効なコミュニケーション：文字を 18 ポイントにして，モニターに表示（面接から注意がそれないように）
治療計画：
支援・精神療法（外来）：
・ストレス・マネジメント
・アンガーコントロールトレーニング
薬物療法：
・ADHD への適応が認められている薬剤：ストラテラ，コンサータ
・気分安定薬：ラモトリギンなど
治療に生かせそうな特性（強み，独特の興味など）：
・音楽を趣味としており，周囲からはある程度その能力を評価されている
・仕事に対しては熱心であり，一度必要性が理解できれば，治療に対しても熱心に取り組んでくれる可能性がある
サポートチーム：
・家族：妻　中井徹子　電話　090-XXXX-XXXX
・職場：上司　加藤虎番氏　電話　090-XXXX-XXXX
・支援機関：発達障害者支援センターを勧めるもつながらず

**治療経過**

　初診時は受診にあまり気が進まない様子であったが，妻との共通の友人で，職場の上司にあたる先輩看護師に強く勧められ来院した。面接や検査の結果，多動性，衝動性，不注意の問題がみられ，ADHD と診断した。3回目の来院時にスライドを用いた告知を行った。ADHD については，神経発達のかたよりのひとつであり，子どもの20人に1人はそのような傾向がみられること，ADHD の問題で様々な困難を抱えて生きている人もいる一方で，その傾向が有効に生かされ，社会的に成功している人も多いこと，その人の人間性や知能の問題ではなく，適切なサポートを受ければ問題点を改善していくことも可能であること，などを伝えた。本人としては「社会的に成功している人」について，特に有名なロックスターがADHD だった可能性がある，ということについて興味を示し，自分の趣味である音楽について熱く語った。本人の趣味的な話にこちらも興味を持ち，その活動（地元で有名なライブハウスで活動を行っていることなど）を評価することで，「本当はもう（病院に）来ないつもりだったけど，また来てもいい」と言いだし，何とか外来につなぐことができた。

　薬物療法としては，アルコールの依存傾向がある可能性も考え，まずはストラテラを使用した。アルコール多飲で時に胃痛が生じるということであったため，ストラテラは25mg より開始し，胃炎・胃潰瘍の治療薬を併用した。その後徐々に増量し，120mg まで増量した。

　外来の面接では，妻にも同席してもらい，本人が仕事に熱心であること，音楽の才能があること，服薬が規則的にできていることなど，プラスの部分を繰り返し積極的に評価した。このような面接を続けることで，本人の治療への取り組みが強化されるとともに，妻にペアレントトレーニング的な効果が生じ，少しずつ夫を温かい目で見ることができるようになっていった。また職場の上司にも定期的に連絡を取った。

　本人に対しては，ストレス・マネジメントや「アンガーコントロールトレーニング」[33] を参考とした課題を面接で少しずつ取り上げ，宿題を出

して妻とともにスモールステップで実践していけるように指導した。また仕事上のミスがあった場合には、その再発を防ぐために、手帳や付箋の使用など、不注意の問題についての対策を考えた。金銭管理に関しては、面接時にカードの明細と通帳を持ってきてもらうことで、1カ月の使用金額を算定し、それを記録していく方法をとった。

　現在外来通院が3年目に入っているが、夫婦間の関係も若干改善し、仕事も趣味的な活動もトラブルが減少してきている。

## この章のまとめ

　この章では、具体的に症例を提示し、診断・支援の実際について示した。ASDが主の症例1と、ADHDが主の症例2について、それぞれ既往歴、家族歴、生活歴、現症を聴取した後、「成人期の症状の聴取（質問例）」（巻末**付録4**〔p.185〕参照）「発達歴・成育歴の聴取（質問例）」（巻末**付録5**〔p.190〕参照）を使って情報を収集し、心理検査などの結果も含めて、「発達症の症状評価・支援のためのワークシート」（巻末**付録7**〔p.199〕参照）の作成を行った（**表4-3**, **表4-6**）。ワークシートについては、サポートチーム全体で共有していくこと、定期的に更新していくことが重要である。

# 付　録

1. WAIS-Ⅲでの発達症の行動特性評価表　174（→本文 p.38）
2. 心理検査での発達症の行動特性評価表　178（→本文 p.39）
3. 社会的常識テスト（長崎大学バージョン）　180（→本文 p.45）
4. 成人期の症状の聴取（質問例）　185（→本文 p.57）
5. 発達症・成育歴の聴取（質問例）　190（→本文 p.65）
6. 発達症のための総合評価表　195（→本文 p.83）
7. 発達症の症状評価・支援のためのワークシート　199（→本文 p.135）
8. 紙芝居形式による「心の理論」高次テスト*　205（→本文 p.41）
9. QAD (Questionnaire Adult ADHD with Difficulty)　210（→本文 p.128）

＊一部を掲載

## 付録1　WAIS-IIIでの発達症の行動特性評価表 (1/4)

| | ASD傾向 | ADHD傾向 | LD・DCD傾向, 知的能力のかたより | |
|---|---|---|---|---|
| 単語 | 言葉でうまく説明できない, 語彙が少ない（コミュニケーション） | しゃべりすぎる（多動性） | 学校で習った知識が身についていない（「読字」との関連） | |
| | 言語表現が独特（コミュニケーション, 社会性） | 注意がそれやすい（不注意） | | |
| | 社会的常識感覚のずれや欠落がある（社会性） | 早合点をする, あるいはあきらめが早すぎる（衝動性） | | |
| | マニアックな, あるいは詳しすぎる説明（社会性, 想像力） | 検査者が言い終わるか終わらないかで答える（衝動性） | | |
| 類似 | 言葉でうまく説明できない, 語彙が少ない（コミュニケーション） | しゃべりすぎる（多動性） | 学校で習った知識が身についていない（「読字」との関連） | |
| | 他の人と着目点が違う（社会性） | 最後まで集中できない（不注意） | 聴覚的作業記憶の問題 | |
| | 言語表現が独特（コミュニケーション, 社会性） | 早合点をする, あるいはあきらめが早すぎる（衝動性） | | |
| | マニアックな, あるいは詳しすぎる説明（社会性, 想像力） | 検査者が言い終わるか終わらないかで答える（衝動性） | | |
| 算数 | 耳から入る情報が頭に入ってこない（コミュニケーション, 聴覚的作業記憶） | 不注意ミスが多い, 注意の持続が困難（不注意） | 計算が苦手, 計算ミスが多い, 数の記憶が苦手（算数） | |
| | 数字やイメージを視覚的に思い浮かべる（視覚優位の傾向） | 早合点をする, あるいはあきらめが早すぎる（衝動性） | 聴覚的作業記憶の問題, 文章の理解が困難（「読字」との関連） | |
| 数唱 | 耳から入る情報が頭に入ってこない（コミュニケーション, 聴覚的作業記憶） | 不注意による聞きのがし（不注意） | 数の記憶が苦手（算数） | |
| | 数字を視覚的に思い浮かべる（視覚優位の傾向） | 早合点をする, あるいはあきらめが早すぎる（衝動性） | 聴覚的作業記憶の問題 | |
| | 「順唱」と「逆唱」のスコアの乖離（通常とは違った記憶システム） | 先走って, あるいは検査者が言い終わるか終わらないかで答える（衝動性） | | |
| 知識 | 語彙が少ない（コミュニケーション） | 回答以外のことをしゃべりすぎる（多動性） | 学校で習った知識が身についていない（「読字」との関連） | |
| | 社会的常識感覚のずれあるいは欠落がある（社会性） | 先走って, あるいは検査者が言い終わるか終わらないかで答える（衝動性） | | |

＊よこはま発達クリニックで行われている「自閉症の評価セミナー」の内容を参考にさせていただいております。

## WAIS-IIIでの発達症の行動特性評価表 (2/4)

|  | ASD 傾向 | ADHD 傾向 | LD・DCD 傾向, 知的能力のかたより |  |
|---|---|---|---|---|
| 知識 (つづき) | マニアックな，あるいは詳しすぎる説明（社会性，想像力） | 早合点をする，あるいはあきらめが早すぎる（衝動性） |  |  |
| 理解 | 間違った社会的信念や社会的常識感覚のずれあるいは欠落がある（社会性） | しゃべりすぎる（多動性） | 学校で習った知識が身についていない（「読字」との関連） |  |
|  | 言葉でうまく説明できない，語彙が少ない（コミュニケーション） | 最後まで集中できない（不注意） | 聴覚的作業記憶の問題，文章の理解が困難（「読字」との関連） |  |
|  | 言語表現が独特（コミュニケーション，社会性） | 早合点をする，あるいはあきらめが早すぎる（衝動性） |  |  |
|  | マニアックな，あるいは詳しすぎる説明（社会性，想像力） | 先走って，あるいは検査者が言い終わるか終わらないかで答える（衝動性） |  |  |
| 語音整列 | 頭の中に数字や文字を思い浮かべる（視覚優位の傾向） | 不注意による聞きのがし（不注意） | 聴覚的作業記憶の問題 |  |
|  | 耳から入る情報が頭に入ってこない（コミュニケーション，聴覚的作業記憶） | 早合点をする，あるいはあきらめが早すぎる（衝動性） | 同時処理の問題 |  |
|  | 「数唱」に比べて極端にスコアが低い（複数の仕事の同時処理が苦手） | 先走って，あるいは検査者が言い終わるか終わらないかで答える（衝動性） |  |  |
| 絵画完成 | 普通は注目しない部分に注目する（社会性） | 不注意で欠損部を見落とす（不注意） | 視覚的認知が不得意（「読字」との関連） |  |
|  | 視覚的認知が得意，あるいは不得意（視覚優位の傾向，あるいは過剰な視覚情報の整理が困難） | 早合点をする，あるいはあきらめが早すぎる（衝動性） | 視覚的な選択的注意ができない（「読字」との関連） |  |
|  | 中枢性統合が弱い（中枢性統合） |  |  |  |
|  | 視覚的な選択的注意ができない（選択的注意） |  |  |  |
| 符号 | 強迫的にきちんとやりすぎて時間がかかる（想像力） | 書き間違いや不注意ミスが多い（不注意，衝動性） | 書くスピードが遅い，うまく模写ができない，目と手の協応がうまくいかない（書字） |  |
|  | はじめて行う作業に対応が難しい（想像力） | 早合点をしてやり方を間違える（不注意，衝動性） | 不器用な傾向（運動） |  |
|  |  | 注意の持続ができない（不注意） | 視覚的作業記憶の問題 |  |
|  |  |  | （上記について「記号」とのスコアの比較を行う） |  |

## WAIS-IIIでの発達症の行動特性評価表 (3/4)

| | ASD 傾向 | ADHD 傾向 | LD・DCD 傾向,知的能力のかたより |
|---|---|---|---|
| 積木模様 | 中枢性統合が弱い（全体をイメージしてつくれない）（中枢性統合） | 積み木を動かすスピードは速いが，あまり考えずに並べている（衝動性，不注意） | きちんと並べることができない（運動） |
| | 積木の音に反応する（感覚） | 順序立てて行うことが困難（不注意，実行機能） | 目と手の協応がうまくいかない（運動） |
| | 完成図に積み木ごとの仕切り線がないことで混乱する（想像力） | あきらめが早い（衝動性） | |
| 行列推理 | 回答を選択する理由が他者とずれている（社会性） | よく問題を見ずに，あわてて答えて失敗する（衝動性，不注意） | 図形の把握が苦手（計算・推論） |
| | 常識外れに長い時間考え続ける（社会性） | あきらめが早い（衝動性） | 視覚的認知，特に視覚的作業記憶の問題 |
| | はじめに思い付いた仮説の修正ができない，柔軟な思考が困難（想像力） | 考えていることをしゃべり続ける（多動性） | |
| | 高い空間的・視覚的認知（視覚優位の傾向） | | |
| 絵画配列 | 表情へ注目しない，表情を読み間違う（社会性） | スピードは速いが，あまり考えずに並べている（衝動性，不注意） | きちんと並べることができない（運動） |
| | ストーリーを読み間違う，独特の解釈をする（社会性，想像力） | あわてて並べるため，うっかりして思ったのと違うように並べている（衝動性，不注意） | 過剰な視覚情報への対応が困難 |
| | 背景への過度な注目（社会性，中枢性統合） | あきらめが早い（衝動性） | |
| | 過度に詳細な説明（コミュニケーション） | ストーリーを尋ねると過剰にしゃべる（多動性） | |
| 記号探し | 何度も確かめて遅くなる（想像力） | 不注意ミスがある（不注意） | 視覚的作業記憶の問題 |
| | ○を丁寧につけすぎる（想像力） | 注意の持続が困難（不注意） | 図形問題が苦手（算数） |
| | 先の予見ができず，二つの記号を同時に探そうとして失敗する（想像力，実行機能） | どのようにしたら効率的にできるかという戦略がたてられない（不注意・実行機能） | ○がはみだしてしまう（運動） |

## WAIS-Ⅲでの発達症の行動特性評価表 (4/4)

|  |  | ASD傾向 | ADHD傾向 | LD・DCD傾向,知的能力のかたより |  |
|---|---|---|---|---|---|
| 組合せ | | 細部にこだわって,先に進めない（中枢性統合） | ピースを動かすスピードは速いが,あまり考えずに並べている（衝動性,不注意） | きちんと並べることができない（運動） | |
| | | 過剰な視覚情報に対応できず混乱する（想像力） | あわてて並べるため,間違って並べている（衝動性,不注意） | 過剰な視覚情報への対応が困難 | |
| | | 積み木模様に比べて時間がかかりすぎる（目標がわかる課題とわからない課題の差）（想像力） | あきらめが早い（衝動性） | | |
| | | はじめに間違った完成図を予想し,修正できない（想像力） | 順序立てて行うことが困難（不注意,実行機能） | | |
| 休み時間 | | スマートフォンなどに没頭する（想像力） | 落ち着かず,動き回る（多動性） | 文書や本を渡しても,活字を避けるようにして目を通さない（読字） | |
| | | 評価者にあまり興味を示さない（社会性） | 作業をしている評価者に話しかける（衝動性） | 動きがぎこちない（運動） | |
| | | 作業をしている評価者にむかって一方的に話し続ける（社会性） | 転びそうになったり,何かを倒したりして音を立てる（多動性,不注意） | | |
| その他 | | アイコンタクトが少ない,挨拶がうまくできない（社会性） | 検査に遅刻してくる（不注意） | 文書の記載で,文字のバランスが悪い（書字） | |
| | | 表情や話し方,服装などが独特である（コミュニケーション,社会性） | 外部の刺激に気をとられて,注意力が落ちる（不注意） | | |
| | | 検査と検査の移行がスムーズにいかない,変化に対応できず混乱する（想像力） | 座っていても,落ち着かない様子で体を動かす（多動性） | | |
| | | 外部の物音など,感覚刺激に過剰に反応する（感覚） | 実施前の説明が終わらないうちに質問してくる（衝動性） | | |

## 付録2　　心理検査での発達症の行動特性評価表 (1/2)

| | チェック | 所見 | 具体的に記載 |
|---|---|---|---|
| 社会性 | | 社会的常識感覚のずれや欠落がある | |
| | | 過度によそよそしかったり，なれなれしかったり，対応の不自然さがみられる | |
| | | 偏った知識をもっている | |
| | | 社会的な文脈をうまくとらえられない | |
| | | アイコンタクトのなさ，不自然さ | |
| | | 表情の認知がうまくできない | |
| コミュニケーション | | 説明がうまくできない | |
| | | 言い直しが多い | |
| | | 一方的な話し方をする | |
| | | 過度に丁寧だったりマニアックだったりする話しぶり | |
| | | 字義通りの傾向 | |
| | | 語彙が少ない | |
| | | 教示の理解が不十分 | |
| | | 聞き直しが多い | |
| 想像力 | | 切り替えがうまくいかない | |
| | | 応用がうまくいかない | |
| | | こだわりが強い | |
| 注意 | | 注意がそれやすい | |
| | | 不注意ミスが多い | |
| | | 検査に遅刻してくる | |
| | | 選択的注意がうまくいかない | |
| | | 注意のシフトがうまくいかない | |

*よこはま発達クリニックで行われている「自閉症の評価セミナー」の内容を参考にさせていただいております。

## 心理検査での発達症の行動特性評価表 (2/2)

| | チェック | 所見 | 具体的に記載 |
|---|---|---|---|
| 多動性 | | しゃべりすぎる | |
| | | 座っていても落ち着かない | |
| | | 休憩時間になるとすぐに外に出る | |
| 衝動性 | | よけいな一言が多い | |
| | | 熟慮せずに回答する | |
| | | 説明が終わる前に答える | |
| 知的能力のかたより | | 視覚認知が著しく優位 | |
| | | 聴覚認知が著しく優位 | |
| | | 視覚的作業記憶の低さ | |
| | | 聴覚的作業記憶の低さ | |
| | | 中枢性統合がうまくいかない | |
| | | 視覚化戦略を使っている | |
| | | 視覚情報の整理が苦手 | |
| 感覚 | | 感覚過敏がある(聴覚，嗅覚，触覚など) | |
| 感情 | | 自分の感情に気付かない | |
| | | 感情の変化が激しい | |
| 運動 | | 作業能力が低い | |
| | | 不器用さが目立つ | |
| | | 模写能力が低い | |
| | | 書く速度が遅い | |
| | | 目と手の協応がうまくいかない | |
| その他 | | | |
| | | | |

## 付録❸ 社会的常識テスト（長崎大学バージョン）＊（1/5）

年齢 _____　性別 _____　氏名 _____

以下に8つのさまざまな場面を示します。
（　　　　　）の直前の下線の行動に対して，あなたはどのように感じましたか？
下記のA，B，C，Dの中から選んでください。

A　正常範囲内の行動
B　やや常識からはずれた行動
C　かなり常識からはずれた行動
D　ショッキングな行動

### 1. バーベキューパーティー

　太田君（30歳男性）は親戚の人にバーベキューパーティーに誘われました。事前に「何か苦手なものがある？」と尋ねられましたが，太田君はバーベキューは肉とキャベツなどの野菜を食べるものと知っていたため，「ありません」と答えました（1　　　　）。当日になって，親戚の家にいくと，肉や野菜に混じって，太田君の大嫌いなキノコがおいてありました。おじさんがどんどん焼いて，太田君の皿に載せてくれますが，キノコを食べるのがいやで「すみません。これは焦げています」とおじさんに言って，キノコだけを別の皿に移しました。（2　　　　）。次におじさんは，ほとんど焦げ目がついていないキノコを皿に載せました（3　　　　）。太田君はすぐに無言でキノコを別の皿へ移し（4　　　　），しばらくして目の前にあったゴミ箱に捨てました（5　　　　）。

＊タイトルは実際使用するときには提示しない。

# 社会的常識テスト（長崎大学バージョン）(2/5)

## 2. 彼のおうちへ

　奈津子さん（23歳女性）は，つきあっている真二君のおうちへ初めて招待されました。玄関を上がるときに，真二君の分も靴をきちんとそろえると（1　　　　），真二君のお母さんは「まあ，よく気がつくむすめさんだこと」と言ったので，奈津子さんはうれしくなりました。

　奈津子さんは，真二君からお母さんがちょっと腰の状態が悪いということを聞いていました。そのため，お母さんに負担を与えてはいけないと思っていました。簡単なあいさつがすみ，「どうぞ，ゆっくりしていらしてください」と言って，お母さんが下がろうとすると，奈津子さんは「どうか私にもお料理の準備をお手伝いさせてください」と言ってお母さんの背中を押すようにして，台所の中まで入りました（2　　　　）。お母さんは「そんなに気を使わなくていいのよ」と言われたため，奈津子さんは元の部屋に戻りました（3　　　　）。

　しばらくしてトイレに行きたくなり，奈津子さんは真二君にことわってトイレを借りました（4　　　　）。トイレが少しだけ汚れていたのが気になったため，奈津子さんはトイレットペーパーをつかって熱心にトイレの掃除を行い，20分ほどかけてきれいにトイレをみがきました（5　　　　）。部屋に戻ると真二君とご両親が待っていて，真二君から「遅かったね」と言われたため，「便座の汚れが気になったので，しっかりと磨いてきたわ」と言いました（6　　　　）。

## 3. コンビニでアルバイト

　高志君（21歳男性）は，コンビニでアルバイトをしています。あるとき常連のお客さんが一度店を出た後，戻ってきて「すみません。さっきおつりが10円少なかったですよ」と言いました（1　　　　）。高志君は確かにおつりを渡したつもりでしたが，100％の確信はありませんでした。ま

たレジにはまだ何人かお客さんが待っていて，みんな急いでいる様子でした。いつも買ってくれるお客さんであるし，今回はお客さんの顔を立てておこうと思い，お客さんの言われたとおりにおつりを渡しました（2　　　　）。後でしっかり調べてみると，やはり自分が正しかったことに気付きましたが，取り立てて報告することでもないと思い，マイナスの分を自分の財布からレジに入れました（3　　　　）。

### 4. 卵白アレルギー

明男君（24歳男性）は同僚と二人で，上司のうちで行われるホームパーティーに行くことになりました。

明男君は小さい頃から卵アレルギーがあり，かかりつけの医師から卵白を食べることを止められています。明男君はホームパーティーの前日に，上司に「わたしは卵の白身のアレルギーなんです」と伝えました（1　　　　）。当日，同僚と二人で上司の家を訪れると，メインの洋風料理によく火を通した卵が混じっていました。上司の奥さんは「たまごの白身が苦手だとうかがったので，黄身としっかり混ざるようにしましたよ」と笑顔でおっしゃいました。どうやら卵白のアレルギーということが伝わっておらず，単に「味が苦手」と思われているようでした（2　　　　）。明男君は「実は私は卵のアレルギーで，卵を食べることを医者から止められているのです。私の伝え方が悪くてすみませんでした」とていねいにあやまり（3　　　　），卵の混じった料理にはいっさいハシをつけませんでした（4　　　　）。

### 5. 残業ノート

みどりさん（32歳女性）は，パートで働いています。みどりさんの職場では，残業をしたときに，その時間をみんなで共同のノートに書き込むこ

## 社会的常識テスト（長崎大学バージョン）(4/5)

とにしています。
　あるとき同僚の渡辺さん（40代女性）が16：55過ぎに帰ったのに，17：00まで働いたように書き込みをしていること（1　　　　）に気付きました。記録を見ても以前からそのようなことをしていた形跡はみられませんでしたが，重要なことと考え，上司の内田さん（50代男性）に相談しました（2　　　　）。内田さんは「わかりました」とだけ答えて，去っていきました（3　　　　）。
　その後も注意して見てみると，渡辺さんは5分ほど，ノートの記載よりも早く帰っていることに気付いたため，みどりさんは注意を促すために，ふせんに「←まちがい」と書いて，渡辺さんの記載の横にはりました（4　　　　）。それでも同じことを繰り返すため，渡辺さんの記載に二本線を引いて，修正するようにしました（5　　　　）。

## 6. 犬と遊んで

　北野君（29歳男性）は犬が大好きです。
　ある休日北野君が公園にウォーキングに行くと，高級そうな小さな犬を連れた上品な初老の女性がいました。女性は知りあいではありませんでしたが，公園で何度か見かけたことがある人でした。北野君は白い犬だったので「しろ！　しろ！」と犬に話しかけました（1　　　　）。大人しい犬で，吠えたりすることはありませんでした。女性に「かわいい犬ですね」と言ったら「ありがとう」と言われたので，そのまま北野君は，犬の頭をなでたり，からだをなでまわしたりしました（2　　　　）。
　しばらくして女性は困った様子で「すみませんが，すぐに戻るので犬を見ていてくれませんか？」と言ってトイレに行ってしまいました（3　　　　）。北野君は1分ほど待っていましたが，女性はなかなか出てこず，犬が走りたそうにしていたので，首輪についているチェーンをはなして犬を自由に走らせ，自分も犬を追って走り出しました（4　　　　）。

## 社会的常識テスト（長崎大学バージョン）

### 7. たばこの投げ捨て

　高村君（34歳男性）が車の運転をしていると，前を走っていた軽トラックの中年男性ドライバーが窓から火のついたたばこを投げ捨てました。それを見て高村君はとても腹が立ち，クラクションを鳴らして注意をしました（1　　　　）。高村君は怒りが収まらず，車の後ろを事故が起こらない程度に車間距離を詰めて走りました（2　　　　）。しばらくそうやって走っていましたが，車が途中で曲がったために，見失ってしまいました。しばらくして高村君がスーパーの駐車場につくと，先ほどの車がとめてありました。高村君は怒りがよみがえってきて，「タバコ投げ捨て禁止」と紙にマジックで書いて，車のフロントグラスの真ん中に接着剤ではりつけました（3　　　　）。

### 8. レジに並ぶ

　青木君（27歳男性）は，コンビニでポテトチップとジュースを持ってレジに並んでいました。後10分で昼休みが終わってしまうため，かなり焦っていました。並んでいる間，レジの近くにある商品を何気なく手に取って見ていると，青木君が並んでいないものと勘違いをしたのか，50代くらいの女性が青木君の前に割って入り，商品をレジにおきました（1　　　　）。青木君が「すみません。先に並んでいたんですが」と言うと（2　　　　）女性はあわてて後ろに並びました。青木君が支払いを済ませてコンビニを出ようとすると，さっきの女性が財布からたくさんの小銭を床に落としていました。青木君の方にも小銭が転がってきて，女性と軽く目があいましたが，青木君は急いでいたので，軽く頭を下げてその場を歩き去りました（3　　　　）。

## 付録 4　　成人期の症状の聴取（質問例）(1/5)

### 対人関係の問題

**（家族関係）**

☐ 家族との関係はどうですか？
- → 誰とも話が合わず，会話も少ない（社会性：孤立型，コミュニケーション）
- → いつも文句を言われたり，注意されたり，怒られたりしている（社会性，コミュニケーション，想像力，不注意，多動性，衝動性，学習の問題）
- → 言い争いになる。暴力をふるってしまう（社会性：積極奇異型，衝動性）
- → とても苦手な人がいる（社会性，被虐待体験）※誰かを特定する。どこが苦手なのかを聞く
- → （家族から見ると）一方的に話す。注意しても頭に入らない（社会性，コミュニケーション，不注意，多動性）
- • 小さいころはどうでしたか？（小児期からの継続性）

**（職場〔学校〕での関係）**

☐ これまで職場（学校）での人間関係はうまくいっていましたか？　現在はどうですか？（作業所や職業訓練に通っている場合も同様の質問をする。現在は通っていないが，過去に通っていた場合は，過去のことについてのみ尋ねる）
- → 上司や取引先の相手（先生や上級生）から「失礼だ」「非常識」などと言われたことがある（社会性，コミュニケーション，衝動性）
- → 上司から仕事ができないことを指摘されたことがある（不注意，読字・書字・算数）
- → 同僚や部下（同級生や後輩）についつい怒鳴ってしまったことがある（社会性，衝動性，感情）
- → 同僚や部下（同級生や後輩）から信頼されない（社会性，不注意，多動性，衝動性）
- → 不満が言えずに困ったことがある（社会性：受身型）
- → 職場（学校）の人間関係の問題（いじめを含む）で，仕事（学校）が続けられなかったことがある（社会性，衝動性）
- • 小さいころは学校ではどうでしたか？

## 成人期の症状の聴取（質問例）(2/5)

### 対人関係の問題（つづき）

**（友人関係）**
☐ 現在の友人との関係はどうですか？
  → 友人はほとんどいない（社会性：孤立型）
  → 変わった人，非常識な人と言われる（社会性：積極奇異型，衝動性）
  → 人の言いなりになってしまう，他人からだまされやすい（社会性：受身型）
  ・小さいころはどうでしたか？ いじめられたり，無視されたりしたことはありましたか？（小児期からの継続）

**（全体的な対人関係）**
☐ 対人関係の問題で困っていることはありますか？
  →「変わっている」，「天然」，「不思議」，「空気が読めない」などと言われる（社会性）
  → 集団行動やチームプレイが苦手である（社会性）
  → 話が通じない，何を言っているかわからないと言われる（コミュニケーション）
  → こだわりが強すぎると言われる（想像力）
  → 物忘れがひどい，用事をお願いしてもすぐに忘れる，片づけができないと言われる（不注意）
  → おしゃべりで落ち着きがないと言われる（多動性）
  → 怒りっぽい，我慢ができない，待てない，と言われる（衝動性，感情）
  ・それらの問題は小さいころから続いていますか？（小児期からの継続）

☐ 誰かから言われたことが繰り返し頭に浮かんだり，ビデオのように思い出されたりすることがありますか？
  → ある（フラッシュバック）
  ・小さいころはどうでしたか？

## 成人期の症状の聴取（質問例）(3/5)

### 職業上の問題

□これまで就職面接でうまくいかなかったことはありますか？
　→うまくいかず，何度も落とされた（社会性，コミュニケーション，想像力，衝動性）

□職場では仕事はうまくいっていますか？　上司から仕事上のことで何か注意を受けたことはありましたか？（主婦の人は，家事や地域活動に置き換えて考える）
　→不注意ミスが多い（不注意）
　→注意がそれやすい（不注意）
　→仕事の段取りがうまくいかない，片づけられない（不注意）
　→スケジュール管理が苦手，ダブルブッキングがある（不注意）
　→職場での会議で話についていけない（不注意，コミュニケーション）
　→変化に弱い，先の見通しがないとパニックになる（想像力）
　→遅刻が多い（不注意，想像力）
　→書類を読む速度が遅い（読字）
　→書類を作成するのに時間がかかる。また書類の内容構成がうまくできない（書字）
　→簡単な計算がうまくいかない（算数，不注意）
　→不器用，作業が遅く，不正確（運動）

□これまで仕事がうまくいかずに退職になったことはありますか？
　→自分で辞めた（社会性，衝動性，感情）
　→辞めさせられた（不注意，読字・書字・算数）
　・小さいころは学校ではどうでしたか？

# 成人期の症状の聴取（質問例）(4/5)

## 日常生活の問題

☐睡眠はうまくいっていますか？
　→不規則になりやすい（身体，想像力，不注意）
　→朝からなかなか起きられない（身体，感情，不注意）

☐食事は適切にとれていますか？
　→食事をとる時間が不規則的（身体，想像力，不注意）
　→食べ過ぎたり，体重のコントロールがうまくいかなかったりする（身体，衝動性）
　→食事のこだわりや偏食がある（想像力，感覚）

☐日常生活上，必要なことはできていますか？
　→部屋の片づけ，掃除ができない。洗濯をしない。自炊をしない（不注意・実行機能）
　→歯磨きや洗顔，入浴などが規則的にできない（社会性，不注意・実行機能）
　→テレビやインターネット，携帯電話などに没頭して，時間を多く費やすため，必要なことができない（想像力，衝動性）
　→常に体調が悪い。体調の管理ができない（想像力，不注意，衝動性，身体）

# 成人期の症状の聴取（質問例）(5/5)

## 日常生活の問題（つづき）

□日常生活上，困ったことはないですか？
　→忘れ物，失くし物が多い（不注意）
　→時間を守れないことが多い（不注意）
　→衝動買いが多い（衝動性，想像力）
　→アルコール，タバコ，コーヒーなどの摂取量が多い（不注意，衝動性）
　→店員のすすめを断りきれずに，買い物をしてしまう（社会性：受身型）
　→契約時に何を言っているかわからないので，適当に返事をしている（コミュニケーション，社会性：受身型，不注意）
　→次々にいろいろな契約をしては解除している（衝動性）
　→人ごみや，バスや電車に乗ることが苦手（社会性，想像力，感覚）
　→車の運転が乱雑だったりスピードを出し過ぎたりする。交通違反や事故が多い（不注意，衝動性，多動性）
　→他の人があまり気にしないような感覚刺激が極端に気になる。例：近所の物音，家族の咀嚼音などの聴覚的刺激，軟膏やある種の食べ物のにおいなどの嗅覚的刺激，人と握手をしたりするときの触覚的刺激など（感覚）
　・小さいころはどうでしたか？

## 付録 5　　発達歴・成育歴の聴取（質問例）(1/5)

### 発達歴・成育歴　0-1歳ごろ

□よく泣く赤ちゃんでしたか，それともとても静かな赤ちゃんでしたか？
　→泣き方がひどい，かんしゃくがひどい（衝動性，感情）
　→抱っこしていても反り返って暴れた（感覚，多動性，衝動性）
　→静かな赤ちゃんで，いるのかいないのかわからないくらいおとなしかった（社会性）
　→なんで泣いているのか理由がわからない（社会性）
　→抱っこに協力的でなく，抱っこしにくかった（社会性）

□よく視線は合いましたか？　愛想よく笑う赤ちゃんでしたか？　人見知りはどうでしたか？
　→視線が合わない，合ってもすぐそれる（社会性，コミュニケーション）
　→無愛想な方（社会性）
　→人見知りがない（社会性）
　→だっこされることを喜ばない。人見知りがはげしい（社会性，感覚）

□はいはいをしだしたとき，他の赤ちゃんより動きが多かったですか？
　→動きが多い（多動性）
　→ちょっと変わったはいはいの仕方をしていた（運動，感覚）

# 発達歴・成育歴の聴取（質問例）(2/5)

## 発達歴・成育歴　1-3歳ごろ

☐初めて歩いたのは何歳何カ月ですか？　歩き方や動きの特徴は何かありましたか？
　→同年代の子どもより遅い（運動）
　→つま先歩きをしていた（運動，感覚）
　→他の赤ちゃんより動きが多かった（多動性）
　→反復性の動きがあった（想像力）

☐言葉の遅れや言葉の面での他の子どもと違う特徴はありましたか？
　→初めて意味のある言葉が出た時期が同年代の子どもより遅い（コミュニケーション）
　→初めて出た意味のある言葉が，子どもらしくない（「まんま」「ママ」「パパ」「はーい」とかではなくもっと具体的）（コミュニケーション，社会性）
　→オウム返しがみられた（コミュニケーション）
　→初めて二語文を話したのが3歳より遅い（コミュニケーション）
　→丁寧すぎる話し方や大人のような話し方をしていた（コミュニケーション，社会性）
　→他の子どもよりもおしゃべりな方（多動性，コミュニケーション）
　→他の子どもよりも無口な方（社会性，コミュニケーション）

☐自分が興味のあるものを他の人にも見てほしいという感じで，何かを持ってきて見せたり，指さしたりして，相手の反応を見ることはありましたか？
　→なかった（社会性，コミュニケーション）

※初めて歩いた時期と初めて意味のある言葉が出た時期を比べ，極端に言葉の方が遅いようであれば，コミュニケーションの問題があるとも考えられる。また女の子の方が若干言葉の発達は早いと言われている

## 発達歴・成育歴の聴取（質問例）(3/5)

### 発達歴・成育歴　3-6歳ごろ

□何歳から保育園あるいは幼稚園に行きましたか？（　　　　）
　通園の状況はどうでしたか？
　→行き渋りがあった（社会性，感情）
　→先生や保護者の方に誘導されないと，友達の輪の中にすんなり入れなかった（社会性）

□一人遊びが多かったですか，それとも友達と遊ぶことが多かったですか？
　また一人遊びはどのようなことをしていましたか？
　→一人遊びが多かった（社会性）
　→特定の絵本や図鑑を見たり，ブロック遊びをしたり，特定のおもちゃで遊んだりすることが多かった（想像力）
　→同じパターンや同じ動きを繰り返して遊ぶことが多かった（想像力）
　→ストーリーをつくって遊ぶよりも，ただ並べたり，（車のおもちゃだったら）ただ走らせたりすることが多かった（想像力）
　→おもちゃを壊したり，分解したりしてしまうことが多かった（衝動性）

□友達との遊びはどのようなものが多かったですか？
　→ごっこ遊びなど，社会的想像力の必要な遊びを，役割を分担して行うことがなかった（想像力，社会性）
　→友達から言われるままになっていた（社会性：受身型）
　→一方的に友達に自分のやりたいことをさせていた（社会性：積極奇異型）
　→破壊的で乱暴な遊びをすることが多かった（多動性，衝動性）

□不器用な感じはありましたか？
　→よく転んだりすることがある（不注意，運動）
　→自転車や三輪車に乗れるようになるのが他の子どもより遅かった（運動）
　→お遊戯がうまくできない（運動，社会性）
　→絵を描くことや，線に合わせてはさみで切ることが苦手（運動）

## 発達歴・成育歴の聴取（質問例）(4/5)

### 発達歴・成育歴　3-6歳ごろ（つづき）

□活発さや落ち着きに関してはどうでしたか？
　→いつも動き回っていた。高いところが好きでよく登っていた（多動性，衝動性）
　→他の子どもに比べるとおしゃべりと言われていた（多動性，衝動性）
　→動きが少なく，ぼーっとしていた（不注意，社会性，想像力）

□感覚が他の子どもと違うように感じることはありましたか？
　→感覚が過敏だった。例：雷の音や運動会のピストルの音など，特定の音が苦手だった。人から触られたり抱っこされたりすることが苦手だった。においや味に敏感だった（感覚）
　→感覚が鈍感だった。例：暑さ寒さに無頓着だった。痛みや体温に鈍感だった（感覚）
　→感覚に没頭していた。例：回転するもの，点滅するものをずっとながめていた。砂の感触が好きで，砂遊びばかりしていた（想像力，感覚）

## 発達歴・成育歴の聴取（質問例）(5/5)

### 発達歴・成育歴　6-12歳ごろ

☐ 小学校では，得意科目や不得意科目はありましたか？
　→国語が特に苦手だった→読み，書き，作文など，苦手な分野を特定する（読字，書字，社会性，コミュニケーション，想像力）
　→算数が苦手だった→計算，文章題，図形など，苦手な分野を特定する（算数，不注意，読字）
　→体育が苦手だった→ボール運動や競走，器械運動など，苦手な分野を特定する（運動，社会性）
　→図工が苦手だった→絵を描くことや工作を行うことなど，苦手な分野を特定する（運動，想像力）
　→全般的に苦手だった（不注意，多動性，衝動性，社会性，コミュニケーション，想像力）

☐ 小学校では，友達関係はどうでしたか？
　→感情を抑えられず，けんかばかりしていた（衝動性，感情のコントロール，社会性：積極奇異型）
　→友達関係はほとんどなかった（社会性：孤立型）
　→友達の言いなりだった（社会性：受身型）
　→いじめられていた（社会性，コミュニケーション，想像力，不注意，衝動性）

☐ 小学校では，先生や家族から注意されることはありましたか？
　→忘れ物が多かった（不注意）
　→授業中ぼんやりしていた（不注意）
　→宿題ができていなかった（不注意・実行機能）
　→部屋の片づけができていなかった（不注意・実行機能）
　→遅刻が多かった（不注意・実行機能，想像力，身体）
　→おしゃべりやいたずらが多かった（多動性，衝動性）
　→休みが多かった（社会性，身体，感情のコントロール）

## 付録❻  発達症のための総合評価表 (1/4)

| | |
|---|---|
| 氏名： <br> 生年月日： <br> 主診断： <br> その他の診断： <br> 　WAIS-Ⅲの結果：全検査 IQ：　　　　, 動作性 IQ：　　　　, 言語性 IQ： <br> 　　　　　　　　言語理解：　　　　, 知覚統合：　　　　, 作動記憶： <br> 　　　　　　　　処理速度：　　　　, 発達症特性： ||
| 社会性の障害 | ・他者に対して情緒的な交流がうまくできない <br> ・他者と興味や感情の共有ができない <br> ・社会的な常識感覚のずれがある <br> ・対人関係がうまくいかない <br> ・社会的に孤立している。就労していても，余暇の時間をほとんど一人で過ごす（孤立型） <br> ・だれの言うことにも，ほとんど無条件に従ってしまう（受身型） <br> ・他者に話しかけても一方通行になる。周りから変わった人だと言われる（積極奇異型） |
| コミュニケーションの障害 | ・自分の考えをうまく表現できない <br> ・話の内容がすんなり頭に入らない <br> ・相手の考えが読めない <br> ・しぐさや表情を読み取れない <br> ・丁寧すぎる傾向，専門的すぎる傾向 <br> ・字義通り <br> ・会議などでの混乱，複数名での話についていけない |

＊「付録6　発達症のための総合評価表」は，「付録7　発達症の症状評価・支援のためのワークシート」から右の「対策」の列を除いたもの。

## 発達症のための総合評価表 (2/4)

| | |
|---|---|
| 想像力の障害 | ・自分独自のルールへのこだわり<br>・ルーチンへのこだわり<br>・興味が著しく限定している<br>・常同的で反復される行動がある<br>・変化に弱い<br>・先読みができない |
| 不注意・実行機能障害 | ・仕事で不注意ミスが多い<br>・仕事上で，注意の持続が困難<br>・「上の空」と上司から注意される<br>・仕事が最後まで達成できない<br>・仕事の優先順位を考え，段取りを決めるのが苦手。計画を立てるのが苦手<br>・仕事を先延ばしにする<br>・書類，財布，鍵などをなくす<br>・仕事中でも気が散りやすい<br>・スケジュール管理ができない |
| 多動性 | ・会議中落ち着かない<br>・仕事中も頻回に席を離れる<br>・落ち着かない感じ<br>・静かにすることができない<br>・多動<br>・多弁 |
| 衝動性 | ・相手が話し終える前に話し始める<br>・順番待ちやその他の待つことが苦手<br>・他人が傷つくことをついつい言ったりしたりしてしまう<br>・熟慮せずに行動する |

## 発達症のための総合評価表 (3/4)

| | |
|---|---|
| 知能のかたより(LD含む) | **(読字)**<br>・黙読が苦手<br>・文章がすぐに頭に入らない<br>・視覚的選択注意の問題<br>・英語のリーディングが苦手<br><br>**(書字)**<br>・字を書くことに苦手意識が強い<br>・アルファベットを書くことが苦手<br>・誤字脱字が多い<br>・文章を書くことが苦手<br><br>**(算数能力)**<br>・計算に時間がかかる<br>・暗算ができない<br>・数字への苦手意識が強い<br>・図形を書くことが苦手 |
| 感覚の問題 | ・聴覚過敏のため，仕事に集中できない<br>・触覚過敏のため，他者との交流が時につらくなる<br>・味覚・口腔内感覚の問題のため，集団で食事をするのが苦手<br>・暑さ・寒さの感覚のずれ |
| 感情のコントロールの問題 | ・自分の感情に気付かない<br>・易怒的傾向，好訴的傾向，反社会的行為<br>・ひどく落ち込む<br>・不安が強い |
| 身体・運動の問題 | ・不器用（物を落とす，何かにぶつかるなど）<br>・作業が苦手（速度が遅い，不正確など）<br>・体調不良を起こしやすい（感染症にかかりやすい，頭痛などの症状が出やすい，アレルギー症状が出やすいなど）<br>・疲労感がたまりやすい<br>・チック |

## 発達症のための総合評価表 (4/4)

| | |
|---|---|
| 二次障害・併存障害 | ・症状<br>・自己評価<br>・診断（精神病性障害，双極性障害，うつ病，不安症群〔社交不安症，パニック症など〕，強迫症，反応性アタッチメント障害，心的外傷後ストレス障害，解離症群，性別違和，物質関連障害群，など） |

## 付録7　発達症の症状評価・支援のためのワークシート（1/6）

| ワークシート作成日時：　　　年　　月　　日 |
| --- |
| 氏名：　　　　　　　　　　歳　男性・女性 |
| 生年月日：　　年　　月　　日 |
| 診断： |
| ・発達症としての主診断： |
| ・併存する発達症特性： |
| ・二次障害： |
| WAIS-Ⅲの結果：全検査IQ：　　，動作性IQ：　　，言語性IQ： |
| 　　　　　　　言語理解：　　，知覚統合：　　，作動記憶：　　， |
| 　　　　　　　処理速度：　　，発達症特性： |
| 環境的問題： |
| ・養育環境： |
| ・心的外傷体験： |
| ・その他の不適切な環境因子： |
| 身体的問題： |
| ・脳波，頭部MRI，血液検査： |
| ・身体疾患： |
| 問題行動： |

|  | 症状 | 対策 |
| --- | --- | --- |
| 社会性の障害 | ・他者に対して情緒的な交流がうまくできない<br>・他者と興味や感情の共有ができない<br>・社会的な常識感覚のずれがある<br>・対人関係がうまくいかない<br>・社会的に孤立している。就労していても，余暇の時間をほとんど一人で過ごす（孤立型）<br>・だれの言うことにも，ほとんど無条件に従ってしまう（受身型）<br>・他者に話しかけても一方通行になる。周りから変わった人だと言われる（積極奇異型） | ・ソーシャルスキルの個別練習<br>・ソーシャルストーリー，コミック会話の活用<br>・自分に必要な社会的知識を書きとめる（一行の金言）<br>・認知行動療法 |

## 発達症の症状評価・支援のためのワークシート (2/6)

| | 症状 | 対策 |
|---|---|---|
| コミュニケーションの障害 | ・自分の考えをうまく表現できない<br>・話の内容がすんなり頭に入らない<br>・相手の考えが読めない<br>・しぐさや表情を読み取れない<br>・丁寧すぎる傾向，専門的すぎる傾向<br>・字義通り<br>・会議などでの混乱，複数名での話についていけない | ・有効なコミュニケーション手法を検討<br>・コミュニケーション練習帳，単語帳の作成<br>・ロールプレイ<br>・表情の自己トレーニング |
| 想像力の障害 | ・自分独自のルールへのこだわり<br>・ルーチンへのこだわり<br>・興味が著しく限定している<br>・常同的で反復される行動がある<br>・変化に弱い<br>・先読みができない | ・こだわりを活かす<br>・TEACCHのスケジュールやワークシステムの活用 |
| 不注意・実行機能障害 | ・仕事で不注意ミスが多い<br>・仕事上で，注意の持続が困難<br>・「上の空」と上司から注意される<br>・仕事が最後まで達成できない<br>・仕事の優先順位を考え，段取りを決めるのが苦手。計画を立てるのが苦手<br>・仕事を先延ばしにする<br>・書類，財布，鍵などをなくす<br>・仕事中でも気が散りやすい<br>・スケジュール管理ができない | ・手帳（スケジュール，やることリスト，雑記帳），付箋などの活用（仕事の自己マネジメント）<br>・仕事上のミスをなくすための工夫（指さし，声出し確認，ミスの事例集作成，仕事のマニュアル化） |

## 発達症の症状評価・支援のためのワークシート (3/6)

| | 症状 | 対策 |
|---|---|---|
| 多動性 | ・会議中落ち着かない<br>・仕事中も頻回に席を離れる<br>・落ち着かない感じ<br>・静かにすることができない<br>・多動<br>・多弁 | ・行動のマネジメント（スケジュールを決めて余分な時間をつくらない） |
| 衝動性 | ・相手が話し終える前に話し始める<br>・順番待ちやその他の待つことが苦手<br>・他人が傷つくことをついつい言ったりしたりしてしまう<br>・熟慮せずに行動する（金銭管理の問題，アルコール，タバコなどの摂取・食事量のコントロール不良） | ・視覚化を用いた金銭管理（レシートやカード明細を活用）<br>・衝動的な言動を防ぐ習慣づけ（発言内容を視覚化，一呼吸おくスキル） |
| 知能のかたより（LD含む） | (読字)<br>・黙読が苦手<br>・文章がすぐに頭に入らない<br>・視覚的選択注意の問題<br>・英語のリーディングが苦手<br><br>(書字)<br>・字を書くことに苦手意識が強い<br>・アルファベットを書くことが苦手<br>・誤字脱字が多い<br>・文章を書くことが苦手 | (読字)<br>・ヴィジョン・トレーニング<br>・パソコン，iPadの活用<br><br>(書字)<br>・ワープロの活用<br>・文書作成では，事前にフォーマットをつくる |

## 発達症の症状評価・支援のためのワークシート (4/6)

| | 症状 | 対策 |
|---|---|---|
| 知能のかたより(LD含む)<br>(つづき) | (算数能力)<br>・計算に時間がかかる<br>・暗算ができない<br>・数字への苦手意識が強い<br>・図形を書くことが苦手 | (算数能力)<br>・計算機，表計算ソフトの活用<br>・数を数える時の工夫（10個ごとに分ける） |
| 感覚の問題 | ・聴覚過敏のため，仕事に集中できない<br>・触覚過敏のため，他者との交流が時につらくなる<br>・味覚・口腔内感覚の問題のため，集団で食事をするのが苦手<br>・暑さ・寒さの感覚のずれ | ・耳栓，携帯用音楽プレーヤー，イヤーマフなどの活用<br>・触覚，味覚など，周囲の理解が必要<br>・暑さ寒さに関しては，個人用の扇風機，冷やしたタオルなどや個人用のヒーター，カイロなどで対応 |
| 感情のコントロールの問題 | ・自分の感情に気付かない<br>・易怒的傾向，好訴的傾向，反社会的行為<br>・ひどく落ち込む<br>・不安が強い | ・CAT-kit の活用<br>・アンガーコントロールトレーニング<br>・ストレス・マネジメント（表3-1参照） |
| 身体・運動の問題 | ・不器用（物を落とす，何かにぶつかるなど）<br>・作業が苦手（速度が遅い，不正確など）<br>・体調不良を起こしやすい（感染症にかかりやすい，頭痛などの症状が出やすい，アレルギー症状が出やすいなど）<br>・疲労感がたまりやすい<br>・チック | (不器用)<br>・手順を動画に撮り，マニュアルづくり<br>・用具の活用<br>(チック)<br>・適切な薬剤の選択<br>・体調のコントロール |

## 発達症の症状評価・支援のためのワークシート (5/6)

| | 症状 | 対策 |
|---|---|---|
| 身体・運動の問題<br>(つづき) | | (体調不良)<br>• 身体科の受診<br>• 睡眠の評価<br>• 適切な休憩の取り方を学ぶ<br>• リラクゼーションとソフトエクササイズ（ストレス・マネジメントの項を参照） |
| 二次障害・併存障害 | • 症状<br>• 自己評価<br>• 診断（精神病性障害，双極性障害，うつ病，不安症群〔社交不安症，パニック症など〕，強迫症，反応性アタッチメント障害，心的外傷後ストレス障害，解離症群，性別違和，物質関連障害群，など） | それぞれの状態に合わせた治療を行う |

## 発達症の症状評価・支援のためのワークシート (6/6)

有効なコミュニケーション：
治療計画：
支援・精神療法（外来・入院）：
- ストレス・マネジメント
- 認知行動療法
- TEACCH
- ABA
- ペアレントトレーニング
- その他

薬物療法：
- 抗うつ薬
- 抗精神病薬
- 気分安定薬
- ADHDへの適応が認められている薬剤
- その他

治療に生かせそうな特性（強み，独特の興味など）：
サポートチーム・福祉サービス：
- 家族
- 職場
- 支援機関

## 付録❽　紙芝居形式による「心の理論」高次テスト

　紙芝居形式による「心の理論」高次テストの日本版の一部[35,36]である（p.41）。

　当科では通常の心の理論テストとは異なった使用法も同時に行っている。例えば「どろんこサトルくん」では，「3」の図版を隠してお母さんとサトルくんがどのような表情をしていたか尋ね，表情についての注目があるかどうかを確認する。また「びじんですよ」では，「ほんとうにお母さんはびじんですか？」という問いに「わからない」と回答した人の中には文脈よりも過度に事実かどうかにこだわりを示す人もいるため，追加の質問でその傾向を確認する。

　ここに示す2つのストーリーだけでは有益な情報が得られることは少ないが，これをひとつのヒントとして各施設でご検討いただければと思う。

※作成された伊藤斉子先生（兵庫医療大学 リハビリテーション学部 作業療法学科 准教授）のご厚意により，掲載させていただきました。

## どろんこサトルくん

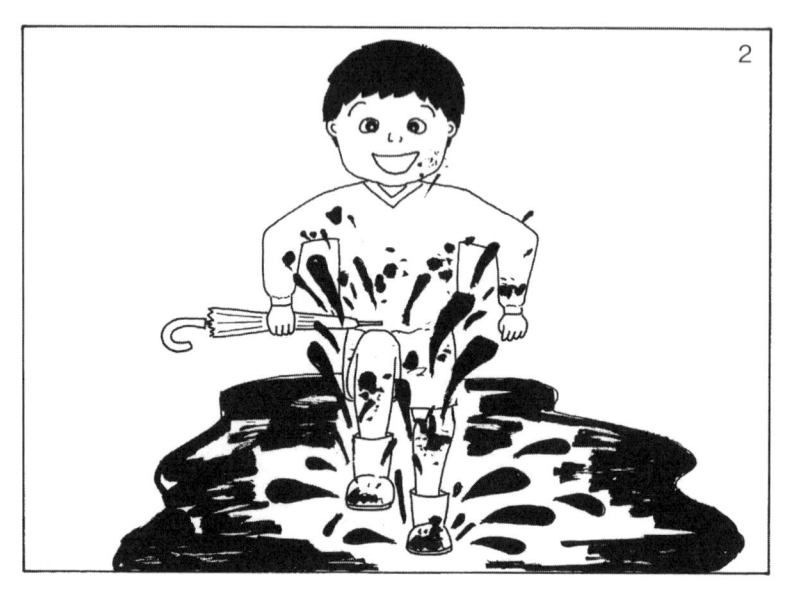

サトルくんは　みずたまりにとびこんで　あそんでいます.

付録8 207

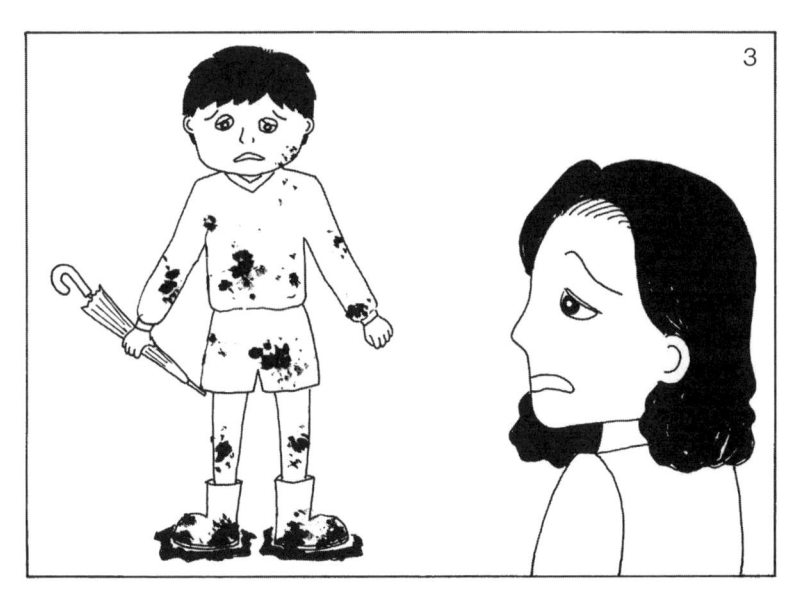

どろだらけになって いえにかえってきたサトルくんをみて お母さんは「きれいなようふくをきているわね」といいました.

## クイズ

1. ほんとうに サトルくんはきれいな ようふくをきていますか？

 はい　　いいえ　　わからない

2. どうしてお母さんは,「きれいな ようふくをきているわね」とサトルくんに いったのですか？

# びじんですよ

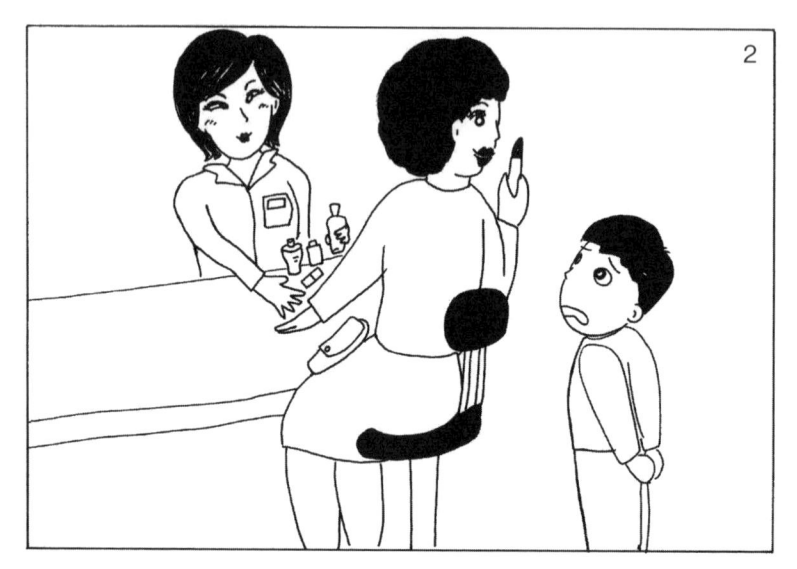

お母さんが おけしょうひんを ためしにつけています． でもヒデオくんは ぜんぜんきれいじゃないと おもいました．

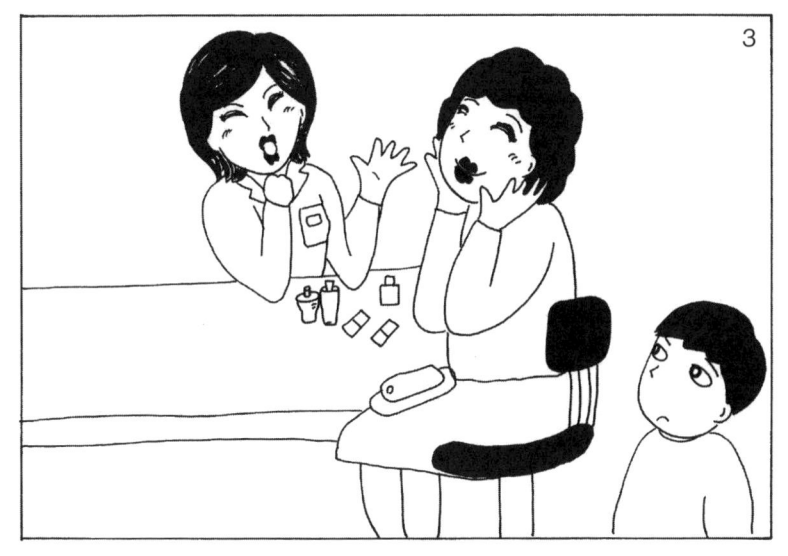

てんいんさんは 「みちがえましたよ. びじんです」 といいました.

# クイズ

1. ほんとうに お母さんは びじんですか?
     はい　　いいえ　　わからない

2. どうして てんいんさんは,「みちがえましたよ. びじんです」
   と お母さんに いったのですか?

## 付録⑨ QAD
(Questionnaire Adult ADHD with Difficulty)

　QADは「子どもの日常生活チェックリスト（Questionnaire-Children with Difficulties：QCD）」をもとに，市川宏伸先生（東京都立小児総合医療センター），根來秀樹先生（奈良教育大学 教育学部 障害児医学分野），日本イーライリリー社と筆者とによって，成人期ADHDの日常生活機能の変化をチェックするために作成されたものである（版権はイーライリリー・アンド・カンパニーにある）。

　QADは19項目の質問から構成されており，筆者はチェックできたことで＋1項目，合計で最大60点として採点している。QADは，成人期ADHDの人の日常生活機能の変化を本人が認識し，主治医もそれを共有できるようにと考えて作成されている。毎日の生活のどのような場面でADHD症状からくる困難さがみられるか，一日の流れに沿って把握することができる。

　合計点数だけではなく，わずかでもプラスとなった点に目を向け，評価することが，本人の自己肯定感の向上につながるものと考えている。

　　※イーライリリー・アンド・カンパニーのご厚意により，掲載させていただきました。
　　　合計点数が計算しやすいように，一部書式を変更しています。
　　　p.212に記入例を掲載しました。

付録9　211

# QAD
## (Questionnaire Adult ADHD with Difficulty)

| | QAD | 0 | 1 | 2 | 3 |
|---|---|---|---|---|---|
| 朝 | 1. 朝，速やかにベッドから起きられますか？ | | | | |
| | 2. 朝起きてから，速やかに身だしなみ（洗顔，歯磨き，着替えなど）を整えることができますか？ | | | | |
| | 3. 朝食を速やかに済ませることができますか？ | | | | |
| | 4. 朝から周囲とのトラブルや言い争いなどなく過ごせていますか？ | | | | |
| 日中 | 5. 仕事や家事を開始することが，スムーズにできますか？ | | | | |
| | 6. 周囲と同様に，計画的で段取りよく，集中して仕事や家事ができていますか？ | | | | |
| | 7. 周囲との対人関係はうまくいっていますか？ | | | | |
| | 8. 約束，用事や仕事を忘れずに覚えていることができますか？ | | | | |
| | 9. 大切なものをなくすことなく過ごせていますか？ | | | | |
| | 10. 必要なときに，ゆっくり待つことができますか？ | | | | |
| | 11. その日にやるべきことを最後まで達成できていますか？ | | | | |
| | 12. 余計なひと言や先走った行動がないように過ごすことができていますか？ | | | | |
| | 13. 落ち着きがないとかうるさいとか言われることなく過ごせていますか？ | | | | |
| | 14. 余暇活動に問題なく参加できていますか？ | | | | |
| 夜 | 15. 特定の事柄（パソコンや携帯電話，ゲーム，パチンコ，飲酒，喫煙など）に過度に没頭せず過ごせていますか？ | | | | |
| | 16. 段取り良く，寝つくことができますか？ | | | | |
| | 17. 生活のリズム（睡眠覚醒）はうまくいっていますか？ | | | | |
| 一日を通して | 18. 気分の落ち込みや不安なく，自信を持って過ごせていますか？ | | | | |
| | 19. 混乱やトラブルなく過ごせていますか？ | | | | |
| | チェック数 | | | | |
| | 小計 | | | | |
| | 合計（チェックできたら＋3） | | | ／60 | |

0＝全く違う　1＝わずかにそう思う　2＝かなりそう思う　3＝全くその通り

※筆者により一部改訂

# QAD
## (Questionnaire Adult ADHD with Difficulty)

▼記入例

| | QAD | 0 | 1 | 2 | 3 |
|---|---|---|---|---|---|
| 朝 | 1. 朝，速やかにベッドから起きられますか？ | ○ | | | |
| | 2. 朝起きてから，速やかに身だしなみ（洗顔，歯磨き，着替えなど）を整えることができますか？ | | ○ | | |
| | 3. 朝食を速やかに済ませることができますか？ | | ○ | | |
| | 4. 朝から周囲とのトラブルや言い争いなどなく過ごせていますか？ | | ○ | | |
| 日中 | 5. 仕事や家事を開始することが，スムーズにできますか？ | | ○ | | |
| | 6. 周囲と同様に，計画的で段取りよく，集中して仕事や家事ができていますか？ | ○ | | | |
| | 7. 周囲との対人関係はうまくいっていますか？ | | | ○ | |
| | 8. 約束，用事や仕事を忘れずに覚えていることができますか？ | | | ○ | |
| | 9. 大切なものをなくすことなく過ごせていますか？ | | ○ | | |
| | 10. 必要なときに，ゆっくり待つことができますか？ | | | | ○ |
| | 11. その日にやるべきことを最後まで達成できていますか？ | | ○ | | |
| | 12. 余計なひと言や先走った行動がないように過ごすことができていますか？ | | | ○ | |
| | 13. 落ち着きがないとかうるさいとか言われることなく過ごせていますか？ | | | ○ | |
| | 14. 余暇活動に問題なく参加できていますか？ | | | | ○ |
| 夜 | 15. 特定の事柄（パソコンや携帯電話，ゲーム，パチンコ，飲酒，喫煙など）に過度に没頭せず過ごせていますか？ | ○ | | | |
| | 16. 段取り良く，寝つくことができますか？ | | ○ | | |
| | 17. 生活のリズム（睡眠覚醒）はうまくいっていますか？ | | ○ | | |
| 一日を通して | 18. 気分の落ち込みや不安なく，自信を持って過ごせていますか？ | ○ | | | |
| | 19. 混乱やトラブルなく過ごせていますか？ | | ○ | | |
| | チェック数[注1)] | | 9 | 4 | 2 |
| | 小計[注2)] | | 9 | 8 | 6 |
| | 合計（チェックできたら＋3）[注3)] | | 26 ／ 60 | | |

0＝全く違う　1＝わずかにそう思う　2＝かなりそう思う　3＝全くその通り

注1）各列の丸のついた数の合計を記入する
注2）チェック数に一番上の行の数字を掛けた数を記入する
注3）小計の行の数字を合計した数に，3を足す

# 文　献

1) L. カナー（著）「情緒的交流の自閉性障害」，L. カナー（著），十亀史郎，岩本憲，斉藤聡明（訳）『幼児自閉症の研究』黎明書房，2000.
2) ハンス・アスペルガー（著）「小児期の自閉性精神病質」，高木隆郎，M. ラター，E. ショプラー（編）『自閉症と発達障害研究の進歩（Vol.4）』星和書店，2000.
3) ローナ・ウィング（著）「アスペルガー症候群：臨床知見」，高木隆郎，M. ラター，E. ショプラー（編）『自閉症と発達障害研究の進歩（Vol.4）』星和書店，2000.
4) ローナ・ウィング（著），久保紘章，清水康夫，佐々木正美（訳）『自閉症スペクトル—親と専門家のためのガイドブック』東京書籍，1998.
5) American Psychiatric Association（著），髙橋三郎，大野裕，染矢俊幸（訳）『DSM-IV-TR 精神疾患の分類と診断の手引』医学書院，2003.
6) American Psychiatric Association：*Diagnostic and Statistical Manual of Mental Disorders：DSM-5*, Amer Psychiatric Pub, 2013.
7) Leekam SR, Nieto C, Libby SJ, Wing L, Gould J.：Describing the sensory abnormalities of children and adults with autism. *J Autism Dev Disord*, 37(5)：894-910, 2007.
8) テンプル・グランディン，マーガレット・M・スカリアーノ（著），カニングハム久子（訳）『我，自閉症に生まれて』学研，1994.
9) ポーシャ・アイバーセン（著），小川敏子（訳）『ぼくは考える木—自閉症の少年詩人と探る脳のふしぎな世界』早川書房，2009.
10) Sir Alexander Crichton：*An Inquiry Into the Nature and Origin of Mental Derangement：Comprehending a Concise System of the Physiology and Pathology of the Human Mind. And a History of the Passions and Their Effects.* 1798.
11) ハインリッヒ・ホフマン（著），いとうようじ（訳），『ぼうぼうあたま—ちいさいこどものおもしろいはなしとおかしなえ（子どもの近くにいる人たちへ）』五倫文庫，2006.
12) Still GF：Some abnormal psychical conditions in children：the Goulstonian lectures. *Lancet*, 1：1008-1012, 1902.
13) Strauss A & Lehtinen L：*Psychopathology and Education of The Brain-*

*injured Child.*：Grune & Stratton, New York, 1947.
14) Walker EF & Katz DL：Brain-damaged children; the problem of relations in the family group. *Calif Med*, 88（4）：320-323, 1958.
15) Kirk SA & Bateman B：Diagnosis and remediation of learning disabilities. *Exceptional Children*, 29（2）：73-78, 1962.
16) 文部科学省,「学習障害児に対する指導について（報告）」http://www.mext.go.jp/a_menu/shotou/tokubetu/material/002.htm
17) Baron-Cohen S, Scott FJ, Allison C, et al.：Prevalence of autism-spectrum conditions：UK school-based population study. *Br J Psychiatry*, 194（6）：500-509, 2009.
18) Kim YS, Leventhal BL, Koh YJ, et al.：Prevalence of autism spectrum disorders in a total population sample. *Am J Psychiatry*, 168（9）：904-912, 2011.
19) Autism and Developmental Disabilities Monitoring Network Surveillance Year 2008 Principal Investigators; Centers for Disease Control and Prevention. Prevalence of autism spectrum disorders—Autism and Developmental Disabilities Monitoring Network, 14 sites, United States, 2008. MMWR Surveill Summ. 2012 Mar 30；61（3）：1-19.
20) Brugha TS, McManus S, Bankart J, et al.：Epidemiology of autism spectrum disorders in adults in the community in England. *Arch Gen Psychiatry*, 68（5）：459-465, 2011.
21) Polanczyk G, de Lima MS, Horta BL, et al.：The worldwide prevalence of ADHD：a systematic review and metaregression analysis. *Am J Psychiatry*, 164（6）：942-948, 2007.
22) Schieve LA, Gonzalez V, Boulet SL, et al.：Concurrent medical conditions and health care use and needs among children with learning and behavioral developmental disabilities, National Health Interview Survey, 2006-2010. *Res Dev Disabil*, 33（2）：467-476, 2012.
23) Clark T, Feehan C, Tinline C, et al.：Autistic symptoms in children with attention deficit-hyperactivity disorder. *Eur Child Adolesc Psychiatry*, 8（1）：50-55, 1999.
24) 栗田広, 長田洋和, 小山智典, 他（著）「自閉症スペクトル指数日本語版（AQ-J）の信頼性と妥当性」臨床精神医学, 32：1235-1240, 2003.
25) 小川俊樹, 松本真理子（編）『子どものロールシャッハ法』金子書房, 2005.
26) 高橋雅春, 高橋依子（著）『樹木画テスト』北大路書房, 2010.
27) R. C. バアンズ, S. H. カウフマン（著）, 加藤孝正, 久保義和, 伊倉日出一（訳）『子どもの家族画診断（描画心理学双書）』黎明書房, 1998.

28) ドナ・ウィリアムズ（著），河野万里子（訳）『自閉症だったわたしへ』（新潮文庫）新潮社，2000.
29) 吉田友子（著）『自閉症・アスペルガー症候群「自分のこと」のおしえ方（ヒューマンケアブックス）』中央法規出版，2005.
30) トニー・アトウッド（著）『アスペルガー症候群の理解と具体的支援法〜2004年　初来日講演抄録集〜』From A Village 出版.
31) ヴァレリー・L・ガウス（著），伊藤絵美，吉村由未，荒井まゆみ（訳）『成人アスペルガー症候群の認知行動療法』星和書店，2012.
32) S・A・サフレン（著），坂野雄二（訳）『大人のADHDの認知行動療法―セラピストガイド』日本評論社，2011.
33) エマ・ウィリアムズ，レベッカ・バーロウ（著），壁屋康洋，下里誠二，黒田治（訳）『アンガーコントロールトレーニング』星和書店，2012.
34) パトリシア・O・クイン，ナンシー・A・レイティ，テレサ・L・メイトランド（著），篠田晴男（監訳）『ADHDコーチング―大学生活を成功に導く援助技法―』明石書店，2011.
35) Happé FG：An advanced test of theory of mind: Understanding of story characters' thoughts and feelings by able autistic, mentally handicapped, and normal children and adults. *J Autism Dev Disord*, 24; 129-154, 1994.
36) Itoh M & Takada S：Development and sex differences in social communication from primary school to adolescence: Formulation of an advanced test of theory of mind, Japanese version. *Bulletin of Health Sciences Kobe*, 19; 63-79, 2003.

## おわりに

　この本は，いわゆるマニュアル本ではなく，はじめにも書いた通りどちらかというと自分自身のための「覚え書き」である。そのため，今後も少しずつ修正を加えていく予定である。発達症を持つ人一人一人に個別の支援プランが必要であるように，医療者も一人一人がそれぞれの診断用・治療用ツールを持つべきではないかと思う。この本を一つのヒントとして，ご自分の考えや職場環境に合った診断や治療の工夫を行っていただくのが，この本の正しい活用法ではないかと思う。

　発達症とはコツのつかみにくい人たちである。特に身体管理，感情・行動のコントロールなどは，あきれるほどうまくできない場合がある。これまで我々が外来で行ってきた支持的精神療法や生活上のアドバイスを，ややアレンジしながら活用していくと有効な場合がある。特別なことをやらなくても，こちらが当たり前のことと思っていることを説明するだけでも，コツがつかめて前進できる人もいる。

　大事なことは，自分が楽しんで診療を行うことだと思う。10人に1人が神経発達症群あるいはその傾向があるかもしれないといわれる時代である。医師や臨床心理士のみなさんの中にも，ご自分でもその傾向がある，と思える人も多いのではないか。医療者が特に神経発達症群の頻度が多いというわけではないと思うが，少なくとも一般社会と比べて少ないということはないと思う。自分にも（あるいは家族，友人にも）みられる傾向のために，うまくいかずに困っている人に対して，医療的なサポートを行い，その人の生きにくさが改善していくことを喜びに感じる。このような状況が理想的である。

　以前，視覚障害を持つマラソンランナーとその伴走者のドキュメンタリーをみたことがある。一定の距離を置いてランナーの傍らを走り，ランナーが道をはずさないように声かけを行い，時には勇気づけ，ランナーの

完走を助ける，それが伴走者の役割である。これは，発達症を持つ人に接するときの基本的な姿勢と似ているように思える。主役はあくまでランナー（当事者）である。それを少し離れたところからサポートする。なかなかゴールが見えないことも多いが，その人がなんらかの成功体験を得たときには，それまでの苦労を知るだけに，感動して涙ぐみそうになることもある。そのようなときには，この仕事をやっていてよかったと心から思う。

　発達症の傾向を持つ人たちは，その特性を生かして社会の中でも活躍している人たちがいる一方で，周囲の人に理解されず，生きづらさを感じ，著しい自己評価の低下に悩まされている人たちもいる。発達症の人も，そうでない人も，お互いにそれぞれの特性を理解するよう努力し，手を伸ばしあうことができれば，一人一人が生き生きと活動できる社会が築いていけるのではないかと思う。

　最後に，この本を書くにあたり重大な示唆を与えていただいた岩永竜一郎先生，橋田あおい先生，様々な研修会でご指導いただいた先生方，いつも私の実行機能の問題をフォローしていただいている長崎大学病院精神科神経科の皆様，この本の出版に際しご理解，ご尽力をいただいた星和書店の石澤雄司様，桜岡さおり様，また私の外来に通っていただいているすべての方に，心から感謝申し上げます。

# 索引

ABA　98, 129, 130
ABC 記録法　130
ADHD-RS-IV　49, 166
ADHD の診断概念　13
ADHD の特徴　88
ADHD の良いところ　89
ADI-R　40, 77
AQ-J　41, 150
ASD の診断概念　1
ASD の特徴　85
ASD の特徴—ウィングの三つ組の症状—　4
ASD の良い部分　86
ASSQ-R　40, 150
CAADID　49, 77, 166
CAARS　49, 166
CAT-kit　100
DCD　23, 121
DISCO　39, 77
DN-CAS　50
DSM-IV-TR 学習障害と運動能力障害　24
DSM-IV-TR 注意欠如・多動性障害の基準　16
DSM-IV-TR のうちの ASD　6
DSM-5　5, 15, 20, 21, 28, 77
DSM-5 限局性学習症と発達性協調運動症　26
DSM-5 自閉スペクトラム症　8
DSM-5 注意欠如・多動症　18

LDI-R　50, 77
LD 傾向　111
LD の歴史　23
MBD　15
MSST　42
PARS　40, 77, 150
PDD-NOS　5, 7, 9
QAD　210
TEACCH　2, 96, 129, 132
TSCC　51
WAIS-III　38, 148, 164
WAIS-III での発達症の行動特性評価表　174

## 【あ】

アスペルガー　2, 4, 5
アスペルガー障害　7
アセスメント　83
アンガーコントロールトレーニング　101, 119
怒りのコントロール　119
癒し系　115
ウィング　3
ウィングの三つ組の症状　3, 5
ウェクスラー成人知能検査第3版　38
運動能力障害　25
応用行動分析　98

## 【か】

書く　112

学習障害　24
学習障害の定義　24
家族　102
カナー　1, 4
紙芝居形式による「心の理論」高次テスト
　　41, 205
感覚の問題　13, 113
感情・行動のコントロール　114
感情のコントロール　119
感情のコントロールの問題　22
鑑別　32, 78
グランディン　11
計算する　112
限局的反復的な行動パターン　8
検査　50
限局性学習症　26
広汎性発達障害日本自閉症協会評定尺度
　　40
告知　84
心の理論　41
心の理論課題　42
コミック会話　99, 155
コミュニケーション　12
コミュニケーションの障害　4

【さ】

サポートチーム　91, 134
算数障害　25
算数能力　29
仕事の自己マネジメント　108
自己評価の改善　127
実行機能障害　108
質問　70
自閉症スペクトラム指数日本語版　41
自閉性障害　6

社会性　12
社会性の障害　4, 105
社会的イマジネーションの障害　108
社会的コミュニケーションの障害　8, 106
社会的常識テスト　42, 151
社会的常識テスト（長崎大学バージョン）
　　180
受診時間　102
症状の背景にある特性からみた ASD と
　　ADHD の違い　33
衝動性　17, 19, 22, 110
情報の整理　56
職業上の問題　62
書字　29
書字表出障害　24
神経発達症群　20
診察室の環境　101
身体・運動の問題　30
心理検査での発達症の行動特性評価表
　　178
スティル　14
ストレス・マネジメント　101, 114, 133, 155
ストレス・マネジメントの手法　115
スライド　84
成人期の症状の聴取　57, 141, 158
成人期の症状の聴取（質問例）　185
精神療法　101
双極性障害　80
想像力　13
想像力の障害　4
ソーシャルストーリー　2, 99, 155
ソフトエクササイズ　117

【た】

対人関係の問題　60

体調のコントロール　122
多動性　16, 19, 22, 110
チック　122
聴取　67
著名人　87, 90
手帳の活用　108
統合失調症　78, 126
読字　29
読字障害　24
特定不能の学習障害　25
特定不能の広汎性発達障害　7

【な】

日常生活の問題　63, 64
入院治療　128
認知行動療法　106, 133

【は】

発散系　117
発達症特性の評価　141, 158
発達症についての説明　92
発達症の症状評価・支援のためのワークシート
　　151, 166, 199
発達症のための総合評価表　195
発達症の有症率　30
発達性協調運動症　23, 27, 121
発達性協調運動障害　25
発達歴・成育歴　0-1 歳ごろ　71
発達歴・成育歴　1-3 歳ごろ　72
発達歴・成育歴　3-6 歳ごろ　74
発達歴・成育歴　6-12 歳ごろ　76
発達歴・成育歴の聴取　65
発達歴・成育歴の聴取（質問例）　190
場面の理解　105
反復した常同的動作　4

微細脳損傷　15
比喩皮肉文テスト　42, 151
評価　38, 40, 49, 52
福祉サービスの活用　134
不注意　16, 18, 22, 108
フローチャートを用いた行動へのアプローチ　120
ペアレントトレーニング　98, 128, 129, 130
併存　32, 78
併存・鑑別が問題となる診断からみた
　　ASD と ADHD の違い　34
併存症　127

【ま】

面接内容の視覚化　103
問題行動　128

【や】

薬物療法　124
有効で現実的なコミュニケーション　107
有効なコミュニケーション　103, 155
幼児期・児童期と成人期の ADHD の症状　22
幼児期・児童期と成人期の ASD の特徴　12
幼児期・児童期と成人期の学習の問題と身体・運動の問題　29
幼児期・小児期の状態の評価　144, 162
読む　111

【ら】

リラクゼーション　115

【わ】

ワークシート　151, 167, 199

## 付属 CD の収録内容

幼児期・児童期と成人期の ASD の特徴（表 1-4.docx）→本文 p.12
幼児期・児童期と成人期の ADHD の症状（表 1-7.docx）→本文 p.22
幼児期・児童期と成人期の学習の問題と身体・運動の問題（表 1-11.docx）→本文 p.29
WAIS-Ⅲ での発達症の行動特性評価表（付録 1.xlsx）→本文 p.174
心理検査での発達症の行動特性評価表（付録 2.xlsx）→本文 p.178
社会的常識テスト（長崎大学バージョン）（付録 3.docx）→本文 p.180
成人期の症状の聴取（質問例）（付録 4.docx）→本文 p.185
発達歴・成育歴の聴取（質問例）（付録 5.docx）→本文 p.190
発達症の症状評価・支援のためのワークシート（付録 7.docx）→本文 p.199

### ＊ CD-ROM の注意事項

本書付属 CD-ROM には，本書で紹介した図表のうち，上記の図表が収録されています。
Office 2007（Word 2007, Excel 2007）以上のバージョンでお使いいただけます。
Office 2000/2003 をご使用の方は，「Word/Excel/PowerPoint 用 Microsoft 互換機能パック」をご利用ください。
この CD は，本書を購入された医療系支援者が診療で使用されることを目的に作製されたものです。
無断で複製して転載・配布することは固く禁じます。
上記の目的以外での使用にあたっては，出版社にお問い合わせください。

著者

今村 明（いまむら あきら）

福岡県大牟田市出身。1992 年長崎大学医学部卒業後，同大学精神神経科医局所属。
2009 年 8 月より長崎大学大学院精神神経学准教授。長崎大学病院以外に，長崎家庭裁判所に週一回半日勤務。
現在外来診療のほとんどが，児童思春期から成人期の発達症児・者を対象としている。

---

おとなの発達症のための医療系支援のヒント

2014 年 11 月 1 日　初版第 1 刷発行

著　者　今村　明
発行者　石澤雄司
発行所　㈱星和書店
　　　　〒168-0074　東京都杉並区上高井戸 1-2-5
　　　　電話　03（3329）0031（営業部）／03（3329）0033（編集部）
　　　　FAX　03（5374）7186（営業部）／03（5374）7185（編集部）
　　　　http://www.seiwa-pb.co.jp

Ⓒ 2014　星和書店　　Printed in Japan　　ISBN978-4-7911-0887-9

- 本書に掲載する著作物の複製権・翻訳権・上映権・譲渡権・公衆送信権（送信可能化権を含む）は ㈱星和書店が保有します。
- JCOPY 〈(社)出版者著作権管理機構 委託出版物〉
  本書の無断複写は著作権法上での例外を除き禁じられています。複写される場合は，そのつど事前に (社)出版者著作権管理機構（電話 03-3513-6969，FAX 03-3513-6979，e-mail : info@jcopy.or.jp）の許諾を得てください。

# 成人アスペルガー症候群の認知行動療法

[著] ヴァレリー・L・ガウス
[監訳] 伊藤絵美　[訳] 吉村由未、荒井まゆみ
A5判　456頁　本体価格 3,800円

アスペルガー症候群が知られる以前に成長し成人となり、アスペルガー症候群やそれによる二次障害で苦しんでいる当事者に、認知行動療法を中心とする援助を提供するための包括的なガイド。

---

# 明日からできる大人のADHD診療

[著] 姜昌勲
A5判　160頁　本体価格 1,800円

急増する大人のADHDを診療する医療機関は少ない。本書は、5000例以上の臨床経験を基に、診療の具体的なノウハウを分かりやすく解説。明日からの大人のADHD診療の具体的な手引書である。

---

発行：星和書店　http://www.seiwa-pb.co.jp　価格は本体(税別)です

## 自閉症とサヴァンな人たち
### 自閉症にみられるさまざまな現象に関する考察

[著] 石坂好樹
四六判　360頁　本体価格 2,800円

現実の自閉症児者が示すさまざまな現象が本書の主題である。自閉症の本態とは現時点で考えられてはいないが、日々生活するうえであらわれてくる周辺症状ないしは諸特徴を取り上げて論じている。

---

## 季刊 精神科臨床サービス
B5判　各約130頁　本体価格 各2,200円

〈特集〉
### 成人の発達障害を支援する

（Ⅰ）第14巻3号（2014年8月）
（Ⅱ）第14巻4号（2014年11月）

本特集では、巻頭座談会を皮切りに、2号にわたって、成人の発達障害に対する診断やアセスメントの基本や、脳科学、薬物療法などの最新知見、ケースワーク的支援、デイケアにおけるコミュニケーショントレーニングなどのさまざまな実践的な取り組みを紹介する。

---

発行：星和書店　http://www.seiwa-pb.co.jp　価格は本体（税別）です

# 精神科治療学 第29巻増刊号

[編集]「精神科治療学」編集委員会
B5判　約400頁　本体価格 5,900円

〈特集〉
## 発達障害ベストプラクティス
── 子どもから大人まで ──

**発達障害者支援のための実践的な手引書の決定版！**

この10年、発達障害に対して精神医療界のみならず社会一般の関心が沸騰し、もはや児童精神科医だけでなくすべての精神科医が知っておくべき基礎知識の１つになっている。この領域は、まだエビデンスが十分にないため、現場の実践家たちによる経験を、子どもから大人までのライフステージを網羅しつつ1冊にまとめた。精神医療の立場を中心に据えながらも、他分野の専門家にも執筆いただき、包括的な現段階でのベストプラクティスの集大成となっている。精神科医のみならず、小児科医、さらにはコメディカルスタッフや行政、教育関係者も必読の書。

◆主な内容

**Ⅰ．総論**
　発達障害の概念・分類とその歴史的変遷／発達障害の鑑別診断と併存障害／ほか

**Ⅱ．ライフステージと発達障害**
　1. 幼児期：幼児期の発達障害に対する地域支援システム／ほか
　2. 学齢期・思春期：学童期・思春期の発達障害の診察の手順／ほか
　3. 成人期：成人期の発達障害の診察の手順／心理アセスメント／ほか

**Ⅲ．各論**
　1. 自閉症スペクトラム（広汎性発達障害）：概念，症候，診断基準／評価尺度／ほか
　2. ADHD：概念，症候，診断基準／評価尺度／ほか
　3. LD：概念，症候，診断基準／心理・教育的アセスメント／ほか
　4. 知的障害：概念，症候，診断基準／支援の基本的考え方／ほか
　5. その他の発達障害：コミュニケーション障害（吃音・流暢性障害を除く）／ほか

発行：星和書店　http://www.seiwa-pb.co.jp　価格は本体（税別）です